TRAVAIL DU SERVICE ET DU LABORATOIRE DE M. LE Dr THIBIERGE (HOPITAL BROCA ET HOPITAL St-LOUIS)

LA
SYPHILIS SECONDAIRE ACQUISE
DES FOSSES NASALES

PAR

Le Dr Benjamin BORD

ANCIEN INTERNE DES HOPITAUX DE PARIS

ASSISTANT D'OTO-RHINO LARYNGOLOGIE DE L'HOPITAL DES ENFANTS-ASSISTÉS

PARIS

G. STEINHEIL, ÉDITEUR

2, RUE CASIMIR-DELAVIGNE, 2

—

1909

LA

SYPHILIS SECONDAIRE ACQUISE

DES FOSSES NASALES

PAR

Le Dr Benjamin BORD

ANCIEN INTERNE DES HOPITAUX DE PARIS

ASSISTANT D'OTO-RHINO LARYNGOLOGIE DE L'HOPITAL DES ENFANTS-ASSISTÉS

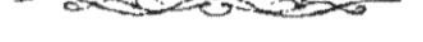

PARIS

G. STEINHEIL, ÉDITEUR

2, RUE CASIMIR-DELAVIGNE, 2

—

1909

A MON PÈRE

Au Docteur Henri ISAAC

A MON PRÉSIDENT DE THÈSE

M. LE PROFESSEUR F. RAYMOND

PROFESSEUR DE CLINIQUE DES MALADIES NERVEUSES
MÉDECIN DE LA SALPÊTRIÈRE
MEMBRE DE L'ACADÉMIE DE MÉDECINE
OFFICIER DE LA LÉGION D'HONNEUR

A MES MAITRES DE L'ÉCOLE DE MÉDECINE
DE POITIERS

MM. les Docteurs Brossard, Chédevergne (in memoriam)
Chrétien, Malapert, Roland

A MES MAITRES DES HOPITAUX DE PARIS

M. le Docteur Cuffer, 1900-1901 (in memoriam)
M. le Docteur André Petit, 1901-1902

Externat

M. le Professeur Duplay, 1902-1903
M. le Docteur Florand, 1903-1904

Internat provisoire

M. le Docteur Bourneville (in memoriam), 1904-1905
M. le Docteur Chaslin, 1904-1905

Internat

M. le Professeur Pozzi, 1905-1906
M. le Docteur Thibierge, 1906-1907
M. le Docteur Jalaguier, 1907-1908
M. le Docteur Sebileau, 1908-1909

MM. les Drs J.-L. Faure, Fredet, Herbet, Launay, Marion,
Mauclaire, Proust, Veau, chirurgiens des Hôpitaux.
MM. les Docteurs Gandy, Jeanselme, Queyrat, Ravaut,
Sicard, médecins des Hôpitaux.

M. Lombard, oto-rhino-laryngologiste des Hôpitaux

INTRODUCTION.

L'idée de ce travail sur la syphilis secondaire acquise des fosses nasales nous vint il y a trois ans, alors que nous avions l'honneur d'être l'interne de M. le Dr Thibierge, à l'hôpital Broca (Lourcine).

Déjà familiarisé avec la pratique oto-rhino-laryngologique, il nous sembla intéressant d'étudier, de façon systématique, le nez, le pharynx, le larynx, les oreilles, au cours de la syphilis, chez les malades de son service. Nous pûmes recueillir ainsi, durant un an, un nombre considérable d'observations. Les malades hospitalisées furent l'objet d'examens hebdomadaires qui nous permirent de suivre l'évolution des lésions déjà existantes, ou de surprendre l'apparition de ces mêmes lésions chez les sujets indemnes lors du premier examen.

Nous avons poursuivi ces recherches systématiques depuis notre départ de l'hôpital Broca. Notre maître, M. Thibierge a quitté Broca : il a bien voulu nous permettre de continuer notre enquête chez ses malades de l'hôpital Saint-Louis, de façon régulière, jusqu'à ce jour.

Entre temps, nous complétions nos recherches en variant notre champ d'investigations. Les malades de Broca sont des adolescentes ou de toutes jeunes femmes, la plupart ont à peine dépassé la vingtième année : il nous fut agréable et profitable d'examiner, durant plusieurs mois, des hommes adultes, dans le service de M. le Dr Queyrat, à l'hôpital Cochin annexe (hôpital Ricord). M. le Dr Jeanselme nous accueillant en même temps, dans son service de Broca, nous pouvions, synchroniquement peut-on dire, suivre l'évolution d'un même mal, sur des terrains différents.

Enfin, durant notre dernière année d'internat, nous avons été en contact littéralement quotidien, avec des syphilitiques de tout âge, hommes et femmes. Ceux-là n'ont point eu besoin que nous leur révélions leur mal. Ils sont venus dans le service spécial de M. le Dr Sebileau, à l'hôpital Lariboisière, parce qu'ils avaient à se plaindre de manifestations spécifiques, douloureuses ou gênantes, du nez, de la gorge, des oreilles. Ce nouveau domaine de recherches a complété notre instruction sur le sujet.

Nous avons pu recueillir ainsi, durant trois ans, dans des services et chez des maîtres divers, plus de quinze cents observations de syphilis nasale, bucco-pharyngée, laryngée, auriculaire, à ses trois stades évolutifs. Mais, nous avons dû, devant l'ampleur de la matière, restreindre le champ de notre travail d'aujourd'hui à la *syphilis secondaire acquise des fosses nasales*. Nous avons l'espoir et le désir de pouvoir continuer plus tard le dépouillement des observations recueillies et d'étudier la syphilis du nez, du pharynx, du larynx, des oreilles, aux divers stades de son évolution. Nous avons dû nous restreindre également dans la publication des observations personnelles. Nous en donnons une centaine, prises dans une même période, les quatre premiers mois de l'année 1907, à Broca. Elles représentent *tous les cas positifs* de syphilis secondaire des fosses nasales, vus à cette époque, dans le service de M. le Dr Thibierge. Elles n'ont été l'objet d'aucun tri. Elles donnent d'ailleurs une idée suffisante de la modalité des lésions étudiées. Nous n'y avons joint que quelques rares observations, recueillies en dehors de ce service ou de ce temps, parce qu'elles présentaient des caractères particuliers. Nous avons tenu compte enfin, alors même que nous ne produisions pas de documents à l'appui, des observations recueillies chez des sujets d'âge, de sexe, de conditions sociales différentes.

Ce travail est donc, avant tout, le fruit de recherches personnelles. Nous ne croyons point qu'il y ait de la présomption à le dire. Il est évident d'ailleurs que le syphiligraphe ne peut être doublé d'un oto-rhino-laryngologiste ; il n'est pas moins certain que ce dernier n'a point eu d'ordinaire le loisir de fréquenter les services spéciaux consacrés aux malades syphilitiques.

CHAPITRE PREMIER

HISTORIQUE

Nous avons tenté ici, avons-nous dit, une œuvre personnelle et neuve. Nous ne nous sommes point jugé pour cela dispensé de lire les travaux, rares il est vrai, publiés sur la question. Avant de procéder à l'examen systématique de nos premiers malades, dans le service de M. le Dr Thibierge, nous avons senti le besoin d'un guide. Nous ne l'avons trouvé dans aucun traité classique de rhinologie ou de syphiligraphie. Le mémoire où M. le Dr Paul Tissier, en 1893, consignait l'enseignement qu'il avait reçu de l'examen de 17 cas positifs sur 25 malades examinés à Lourcine est le seul travail d'ensemble sur le sujet. L'auteur a bien vu les lésions de la syphilis secondaire acquise chez les jeunes malades de Lourcine. Les modifications, es additions que nous apportons à son œuvre ont été légitimées par la possibilité que nous avons eu, grâce à l'examen d'un nombre considérable de malades, de suivre l'affection dans son évolution générale et dans toute la variété de ses modalités cliniques.

L'ignorance où l'on est demeuré jusqu'en ces derniers temps sur les accidents secondaires des fosses nasales

s'explique aisément par ce fait que le malade attire rarement l'attention sur les troubles qu'ils provoquent : ces
troubles sont peu marqués d'ordinaire, le malade les rap-
porte à un coryza banal, le syphiligraphe inhabitué à la
pratique rhinoscopique, n'est point porté à rechercher des
lésions qui échappent à l'inspection directe et sur les-
quelles son examen n'est point sollicité.

Il est intéressant de lire l'opinion des auteurs.

En France, Deville et Davasse, dans leur article des
Archives de Médecine paru en octobre 1845, admettent le
peu de fréquence des plaques muqueuses des fosses nasales : ils les signalent 8 fois sur 186 femmes. Lancereaux, dans son *Traité historique et pratique de la Syphilis*
est de même opinion. Bassereau, ne signale les plaques muqueuses qu'au niveau de l'orifice externe. Fournier, par-
lant dans ses *Leçons sur la Syphilis* de la fréquence relative des plaques muqueuses des narines, les oppose aux
syphilides de la pituitaire qui sont, dit-il, « beaucoup plus
rares » et qui « s'observent surtout au voisinage des
narines ». Mauriac écrit dans la *Gazette médicale des
Hôpitaux* en 1882, que la peau du nez et la muqueuse ol-
factive ne viennent qu'en quatrième et cinquième ligne dans
l'ordre de fréquence des manifestations secondaires. Une
thèse de Bordeaux, parue sous la signature de G. Dupont
en 1887, consacrée à l'*Etude de la Syphilis du nez et des
fosses nasales*, étudie successivement le chancre syphilitique et les plaques muqueuses, mais ne voit qu'un tout petit
côté du véritable tableau de la syphilis de la muqueuse
nasale au stade secondaire. Jullien, Fournier dans son
grand Traité, ne parlent guère que des fissures narinaires,

des lésions suintantes et croûteuses du vestibule, il ne font que citer les plaques muqueuses des fosses nasales sans les décrire, à plus forte raison passent-ils sous silence les autres manifestations du secondarisme en cette région.

Les auteurs étrangers n'ont point d'opinion plus précise sur la question. Schech écrit : « La première manifestation de la syphilis constitutionnelle est très souvent le catarrhe nasal syphilitique. Chez l'adulte, en raison du peu de troubles qu'il provoque et de la largeur des fosses nasales, il passe souvent inaperçu ou bien est rapporté à un refroidissement. Je n'ai pas encore vu jusqu'ici de papules ou de condylomes spécifiques de la muqueuse nasale ; par contre, il n'est pas rare d'observer des papules squameuses, suintantes et ulcéreuses dans les sillons naso-labiaux. La question de savoir s'il existe aussi des ulcérations superficielles de la muqueuse nasale, consécutives à la désintégration de productions syphilitiques précoces, doit être tranchée par l'affirmative, mais on n'a pas observé de lésions osseuses ». L'auteur met ici sur le compte du secondarisme des lésions qui, de toute évidence, sont d'ordre tertiaire.

Moldenhauer demeure également dans le doute : « La syphilis à la période secondaire se traduit avant tout, dans les fosses nasales, par un catarrhe qui ne se distingue pas du rhume de cerveau ordinaire. S'agit-il là, seulement, comme dans l'angine syphilitique, ou dans la laryngite syphilitique catarrhale, d'une hypérémie avec sécrétion plus ou moins abondante, ou y a-t-il formation de plaques muqueuses ? C'est là un point qui n'est pas encore suffisamment élucidé. En tout cas l'affection se limite à la surface de la muqueuse. Aussi le coryza syphilitique chez l'adulte, passe-t-il souvent inaperçu ».

Morell Mackenzie, Bresgen, Rethi, Rosenthal, Michelson, ne sont pas plus précis : les uns nient l'existence des plaques muqueuses, les autres y croient mais les considèrent comme rares.

Le travail du Dʳ Tissier jette pour la première fois, en 1893, de la lumière sur le sujet. Les manuels récents d'oto-rhino-laryngologie et de syphiligraphie, n'ont fait que le reproduire; ils y ont adjoint une manifestation syphilitique secondaire nouvelle des fosses nasales, le *condylome syphilique*, ou *syphilide végétante secondaire*. L'existence de ce condylome ne reposait guère jusqu'ici, que sur une observation de Lacoaret (1892), l'observation publiée ultérieurement par Ripault (1895, ayant trait certainement à un chancre syphilitique méconnu.

CHAPITRE II

SYPHILIS SECONDAIRE ACQUISE
DES FOSSES NASALES

———

§ 1. — Description clinique.

A. — Lésions du vestibule des fosses nasales.

Les lésions de l'orifice narinaire et du vestibule des fosses nasales, ont des caractères bien connus. Elles sont relativement fréquentes, aisément accessibles à la vue. Elles ne diffèrent d'ailleurs que fort peu des autre syphilides cutanées. Elles empruntent cependant parfois à la nature de la région des caractères particuliers.

Elles peuvent se présenter sous forme *d'érosions*. Ces érosions occupent plus particulièrement la base du vestibule, parfois la paroi interne, plus rarement la paroi externe (face interne de l'aile du nez) ; elles empiètent souvent en avant sur la lèvre supérieure, plus rarement en arrière sur la partie initiale de la muqueuse des fosses nasales. Elles sont généralement recouvertes de squames, de croûtelles, ou de croûtes véritables : les croûtes peuvent même être à ce point abondantes, qu'elles obstruent l'orifice des fosses nasales.

Après détersion, les lésions apparaissent sous forme d'une surface rose pâle ou rose cuivré, à peine érodée d'ordinaire, sèche ou légèrement suintante. Parfois existe une véritable exulcération qui saigne après ablation de la croûte. Durant des semaines parfois, les malades peuvent être incommodés par ces sortes de suintement sanguin qui se renouvellent à chaque tentative d'ablation.

D'autres fois, il s'agit de *fissures*, de *crevasses*, de *rhagades*. Elles siègent presque toujours à l'angle postérieur, à l'union de l'aile du nez et de la base du vestibule. Elles sont généralement superficielles, peu sensibles, mais elles peuvent être profondes et douloureuses. Ici encore, se forment des croûtes jaunes, mellicériques ou rendues noirâtres par le suintement sanguin qu'elles provoquent.

Des lésions *eczématiformes*, avec véritable prurit, croûtes miliaires, peuvent se rencontrer également.

Parfois, grâce aux conditions d'humidité particulières à la région, aux sécrétions incessantes venues des fosses nasales, à la malpropreté et à la misère physiologique des sujets, on rencontre ici, comme à la vulve, comme à l'anus, de véritables *papules hypertrophiques*, des *condylomes syphilitiques*, saillants, pseudo-végétants, abondamment suintants ; une croûte jaune sale ou noirâtre, souillée de muco-pus, ou bien une formation d'aspect pseudo-membraneux, une couenne grisâtre les recouvre. La lumière vestibulaire peut en être rétrécie très notablement.

De véritables *plaques muqueuses cutanées* se rencontrent aussi en cette région humide, avec les caractères mêmes qu'elles présentent aux muqueuses. Cela est vrai surtout chez l'enfant où elles rappellent, avec le coryza coexistant, l'aspect des lésions nasales de la syphilis constitutionnelle.

La région du vestibule, de la base du nez, du sillon naso-jugal, de la lèvre supérieure, est enfin assez souvent le siège de ces curieuses manifestations cutanées de la syphilis secondaire auxquels Brocq a donné le nom de *syphilides élégantes*. Elles constituent de gracieux dessins, aux lignes demi-circulaires, polycycliques, dont les bords, un peu saillants et squameux, circonscrivent un champ lisse de teinte rose ou cuivrée.

A quelque forme qu'on ait affaire, il faut savoir que les syphilides secondaires du vestibule peuvent s'accompagner d'une infiltration marquée des téguments sur lesquels elles reposent et des téguments voisins (ailes du nez, lobule, lèvre supérieure): il s'agit là d'une véritable *poussée lymphangitique*, soit spécifique, soit sous la dépendance d'une infection secondaire. C'est le tableau de ces œdèmes lymphangitiques vulvaires, parfois énormes, quadrilabiaux, qu'on rencontre, au cas de syphilis primaire ou secondaire, chez les femmes peu soucieuses de leur toilette intime. Les téguments sont saillants, rose pâle ou rouge cuivré.

B. — Lésions des fosses nasales proprement dites.

Les manifestations de la syphilis secondaire au niveau de la muqueuse des fosses nasales sont parmi les plus fréquentes. Quand on les recherche on les trouve le plus souvent, à un moment variable du stade secondaire. Dans les deux tiers des cas environ nous les avons rencontrées chez la population jeune et très spéciale de l'Hôpital Lourcine-Broca. Elles nous ont semblé un peu moins fréquentes à l'hôpital Cochin-Annexe (Ricord) et à l'hôpital Saint-Louis, qui sont peuplés de sujets adultes. Chez l'enfant atteint de syphilis secondaire acquise, elles nous semblent constantes et très marquées.

Il est de règle qu'elles se produisent au moment de l'explosion des accidents secondaires, de huit à quinze jours après l'apparition de la roséole, au moment précis où se montrent le catarrhe et les plaques muqueuses de la cavité bucco-pharyngée et du larynx. Une observation de Ripault (obs. 101) tendrait à faire croire qu'elles pourraient être beaucoup plus précoces, préroséoliques. La lecture de son observation donne plutôt à croire qu'il s'agissait d'un accident primitif.

Avant d'étudier l'une après l'autre les différentes modalités cliniques, contemporaines ou successives, que revêt la syphilis secondaire des fosses nasales, disons que le mode d'évolution est généralement celui-ci :

Une jeune malade de Lourcine-Broca, — elle a 18 ou 20 ans, — a contracté la syphilis il y a un mois ou un mois et demi.

Elle se présente à nous avec une roséole et de la céphalée. Les muqueuses buccale, linguale, pharyngée, laryngée, nasale, sont d'ordinaire indemnes ; tout au plus notons-nous parfois un peu de rougeur des piliers et de l'épiglotte, un léger érythème de la partie antérieure de la muqueuse de la cloison nasale.

Quelques jours s'écoulent, et voilà qu'elle se plaint, spontanément ou parce qu'on la questionne, de quelques douleurs à la déglutition, d'une diminution de la clarté de la voix, d'une gêne de la respiration nasale, avec écoulement muqueux. La malade, neuf fois sur dix, dit avoir pris froid, s'être un peu enrhumée du cerveau. Parfois les phénomènes sont plus bruyants, plus marqués : la malade brusquement est prise d'un véritable coryza, avec écoulement muqueux et éternuements répétés, la voix est nasonnée, enrouée, la dysphagie est très marquée ; il existe de la toux, des picotements laryngés, un chatouillement trachéal. La malade se dit grippée. Ce mode bruyant de début est le moins fréquent, les troubles fonctionnels s'installent d'ordinaire de façon insidieuse.

A l'examen, nous trouvons une rougeur catarrhale « universelle » des muqueuses supérieures : nez, cavum, oropharynx, larynx, avec ou sans plaques muqueuses. Mais, au niveau du nez, cette rougeur présente d'ordinaire dès le début, des caractères spéciaux de limitation, de localisation élective.

Quoi qu'il en soit, que le début ait été insidieux ou progressif, les troubles, au lieu de s'amender au bout de quelques jours, persistent et augmentent. Alors même qu'ils sont et demeureront peu marqués, la malade les perçoit durant deux, trois, quatre semaines. A la dysphagie, à l'enrouement, à la gêne de la respiration nasale se joignent des bourdonnements d'oreilles, de l'hypoacousie, qui témoignent de la progression des lésions catarrhales spécifiques vers la trompe d'Eustache et la caisse du tympan. Souvent même existe une douleur anormale à la pointe de la mastoïde, au niveau de l'antre ou de la pointe : les cellules mastoïdiennes elles-mêmes sont touchées.

L'examen nous montre, surajoutées aux lésions catarrhales, des plaques muqueuses, linguales, bucco-pharyngées, amygdaliennes, laryngées ; les amygdales palatines, linguale, pharyngée, tubaires sont augmentées de volume. La muqueuse du cavum est tomenteuse ; recouverte d'abondantes mucosités. La muqueuse nasale présente en des points circonscrits des zones d'érythème très marqué, parfois même des érosions, et, presque toujours, une tuméfaction des cornets inférieurs.

Les choses demeurent en l'état pendant un temps très variable. La durée totale de ce catarrhe généralisé est d'au moins un mois, parfois de trois, de six mois et plus, avec alternatives d'aggravation et d'amélioration.

Mais, d'une façon générale, les troubles sont peu marqués ; dans la moitié des cas le malade en est à peine incommodé. Parfois cependant la dysphagie, l'enrouement, l'obstruction nasale sont très gênants.

Progressivement, lentement, tout s'amende : la dysphagie, l'enrouement disparaissent complètement, la perméabilité nasale reparaît. Dans quelques cas pourtant, la gêne de la respiration nasale persiste réalisant le type clinique de la rhinite hypertrophique chronique.

Nous avons tenu, dans cette brève esquisse, à ne point séparer des troubles pharyngés, laryngés, auriculaires, les troubles nasaux qui nous occupent. Ils ne constituent, en effet, qu'un des éléments du syndrome ; ils apparaissent, en même temps que les autres troubles, subissent de façon contemporaine des phases alternatives d'augmentation et de diminution, puis, finalement, ils régressent en même temps qu'eux. Cela s'explique aisément par la continuité des muqueuses nasale, pharyngée, laryngée, tubaire, qui se trouvent solidaires devant les phénomènes phlegmasiques.

Nous pouvons maintenant tout en l'y conservant par la pensée, sortir de son cadre, la rhinite spécifique secondaire et en étudier les différentes modalités cliniques. Il est difficile de subordonner les lésions les unes aux autres dans l'ordre évolutif, car, le plus souvent, elles coexistent et on ne saurait affirmer laquelle a précédé, laquelle survivra. Tout au plus, peut-on dire que la congestion et l'érythème de la muqueuse sont des manifestations du début, que les érosions, les épistaxis, lescondylomes sont secondaires.

Etudions successivement chacune de ces manifestations.

1° *Tuméfaction inflammatoire de la pituitaire*. — C'est, à notre avis, la manifestation fondamentale de la syphilis secondaire des fosses nasales. Elle ne manque presque jamais, elle constitue parfois à elle seule toute la rhinite spécifique. Elle est plus ou moins marquée; générale ou partielle. Due à l'infiltration du derme muqueux, il est évident qu'elle sera surtout manifeste aux points où ce derme, atteint son maximum d'épaisseur, c'est-à-dire sur les cornets inférieurs. Là, en effet, existe, sous la couche épithéliale, un chorion épais, lâche, richement vascularisé, largement infiltré de cellules embryonnaires. En de certains points, surtout chez les sujets jeunes, existent de véritables follicules clos, comme l'a montré Zuckerkandl. Pour qui connaît l'importance de la réaction lymphoïde au cours de la syphilis secondaire, il est aisé de comprendre la tuméfaction élective des cornets inférieurs et l'importance de cette tuméfaction chez les sujets jeunes, à tissu lymphoïde abondant.

Cette tuméfaction provoque une gêne de la respiration nasale, plus ou moins marquée. Cette gêne est considérable chez le jeune enfant. La respiration buccale seule est possible, l'enfant ne prend plus le sein que difficilement et se rejette aussitôt en arrière pour reprendre haleine.

C'est surtout pendant la nuit que les malades sont incommodés; il en résulte au réveil une sécheresse de la gorge, une augmentation de la dysphagie généralement concomitante. L'enchiffrènement est souvent unilatéral; dans le cas où il se montre bilatéral, un des côtés surtout est gêné. Ce caractère d'unilatéralité est très curieux, et particulier à la rhinite spécifique. Fait capital, le côté obstrué demeure obstrué quel que soit le flanc sur lequel repose le malade. C'est là un caractère différentiel important avec la rhinite hypertrophique banale, qui se trouve être le plus souvent une rhinite « à bascule ».

A la rhinoscopie antérieure, la muqueuse apparaît tuméfiée, surtout sur les cornets, beaucoup moins sur la cloison. Le cornet inférieur est augmenté de volume dans toute son étendue, il peut venir au contact de la cloison, parfois il semble s'écraser contre elle. Sa partie antérieure ou tête atteint parfois le volume d'une noisette. La tête du cornet moyen est souvent, elle aussi, tuméfiée.

A la rhinoscopie postérieure, la queue des cornets apparaît le plus souvent, augmentée de volume. La muqueuse du cavum est tuméfiée, tomenteuse; l'amygdale pharyngée, les amygdales tubaires saillent sous l'épais enduit muco-purulent qui les recouvre.

2° *Hypersécrétion muco-purulente*. — En même temps que la tuméfaction, manifestation d'ordre phlegmasique, existe, en effet, une *sécrétion* d'importance variable. Cette sécrétion, simplement muqueuse au début, devient rapidement muco-purulente.

Elle dure des semaines, des mois, subissant les alternatives d'augmentation et de diminution des phénomènes inflammatoires. Les malades mouchent davantage; il en est qui souillent plusieurs mouchoirs par jour. Il en résulte un peu d'irritation des orifices narinaires et, chez l'enfant une véritable macération de l'épiderme de la lèvre supérieure, comme le fait se voit dans la syphilis héréditaire.

Beaucoup plus rarement se montre une sécheresse anormale des fosses nasales, aussi incommodante, d'ailleurs, que l'hypersécrétion.

A l'examen au spéculum nasi la cloison, les cornets sont recouverts d'un velum muqueux. La tête et la queue des cornets inférieurs est parfois comme coiffée d'une calotte muco-purulente. D'autres fois au contraire la muqueuse est rouge sombre, sèche, recouverte d'un semis pulvérulent blanchâtre ; ou bien des fins tractus muqueux, innombrables, joignent la paroi interne à la paroi externe, à la façon des fils d'une araignée.

3° *Enanthème*. — Une rougeur anormale de la muqueuse accompagne presque toujours sa congestion. Par-

fois, sans doute, la pituitaire garde sa teinte rose, parfois
même elle est vraiment pâle, comme lavée, mais, le plus
souvent, un véritable enanthème caractérise la syphilis
secondaire des fosses nasales. On a trop insisté pourtant
sur l'importance caractéristique de cet enanthème, on a
voulu en faire un véritable signe pathognomonique. Pour
peu qu'on ait examiné des cavités nasales chez des sujets
non syphilitiques on s'aperçoit de la fréquence singulière
des érythèmes diffus ou circonscrits, spontanés ou symptomatiques d'une réaction inflammatoire banale de la pituitaire. Il existe chez nombre de sujets des pseudo-éry-
thèmes vermillon, sans rapport aucun, avec la syphilis
secondaire. Nous devons dire toutefois que *l'érythème
vermillon* se rencontre avec une fréquence singulière dans
les manifestations spécifiques que nous étudions. Il est
exceptionnel qu'on ne le rencontre pas chez un syphilitique en puissance d'accidents secondaires. Il peut être
diffus ; la règle est qu'il soit circonscrit. C'est la partie
antéro-inférieure de la cloison qui en est le siège d'élection ; la tête du cornet inférieur est souvent atteinte également, soit isolément, soit concurremment avec la cloison.
Plus rarement, la tête du cornet moyen, la queue du cornet
inférieur, le point le plus saillant d'un éperon de la
cloison, sont intéressés. L'érythème circonscrit se fond,
à sa périphérie, par des dégradations insensibles, avec la
teinte moins vive de la muqueuse voisine.

4° **Erosions**. — Pour ne point avoir la fréquence, la
presque constance des lésions congestives ou érythéma-
teuses, les *lésions érosives* ne sont point rares. Elles de-

mandent seulement à être recherchées. Elles siègent presque toujours à la partie antéro-inférieure de la cloison, plus rarement sur la tête du cornet inférieur, exceptionnellement sur la tête du cornet moyen, la queue du cornet inférieur, le bord postérieur de la cloison. Elles occupent toujours le centre d'une zone erythémateuse. Les érosions de la partie antérieure de la cloison sont situées d'ordinaire à 2 ou 3 millim. du revêtement cutané du vestibule. Parfois elles viennent au contact de ce revêtement et se continuent directement avec des érosions vestibulaires. Elles sont minimes, du diamètre d'une lentille, sur le même plan que le reste de la muqueuse, entourées d'un halo rouge vif. Une pellicule opaline, continue ou ajourée à la façon d'une dentelle, d'une plaque de lichen ou de leucoplasie, les recouvre. Dans quelques cas l'aspect est tellement caractéristique, que le terme de *plaque lichénoïde* s'impose à la pensée.

La pellicule est très adhérente ; son ablation provoque l'apparition d'un piqueté hémorragique, l'écoulement de quelques gouttes de sang.

L'aspect des plaques de la pituitaire n'est évidemment point celui des plaques linguales amygdaliennes, pharyngées. P. Tissier le fait remarquer à juste titre et il en donne une explication judicieuse. « La muqueuse pituitaire, dit-il, est en réalité une région qui doit être placée tout à fait à part dans l'étude de la syphilis secondaire cutanéo-muqueuse. C'est en effet, avec la muqueuse laryngo-trachéales, la seule muqueuse revêtue d'un épithélium cylindrique à cils vibratiles, que nous puissions étudier objectivement sur le vivant.

« Les auteurs n'ont pas assez insisté sur cette particularité, essentielle cependant suivant nous, pour la compréhension du développement, des particularités cliniques et évolutives et de l'aspect des lésions érosives du nez, aussi bien d'ailleurs que des régions à épithelium cylindrique du larynx et de la trachée.

« Le siège des accidents érosifs typiques des muqueuses se trouve sur les muqueuses dermo-papillaires, et certainement il y a une relation entre la structure du siège de la lésion et l'aspect de cette lésion elle-même. Il ne faut donc pas s'attendre à trouver sur la muqueuse nasale, pas plus que sur la partie à épithelium cylindrique de la muqueuse laryngée, des plaques muqueuses analogues à celles de la bouche par exemple. Il n'en pourrait être ainsi qu'au niveau de certains points modifiés par une lésion antérieure et dont le revêtement, sous l'influence de cette dernière, se serait ordonné suivant le type malpighien ».

Sans doute peut-on trouver dans cette dernière assertion, la raison essentielle de la fréquence relative des érosions spécifiques sur la partie tout antérieure de la cloison, en un point souvent traumatisé par l'index.

5° **Epistaxis**. — La congestion de la muqueuse, l'existence d'érosions, expliquent aisément que, spontanément ou sous l'influence d'un traumatisme minime comme celui que provoque le malade lorsqu'il se mouche, un suintement sanguin puisse se produire. C'est là une épistaxis peu abondante, de courte durée. Il n'y a point vraiment de rupture des parois d'une artériole importante, seuls

les minimes réseaux vasculaires de la couche sous-épithé-
liale sont lésés.

Remarquons d'ailleurs que, dans nombre de cas, l'épistaxis est due au détachement des croûtes qui recouvrent
les érosions et les fissures du vestibule.

6° *Papules hypertrophiques ou condylomes.* — Il existe
enfin de véritables *papules hypertrophiques* ou *condylomes*
de la pituitaire. Le fait est tout à fait exceptionnel. Les
examens que nous avons faits, en ces trois dernières
années ne nous ont permis d'en rencontrer que deux cas,
rapportés ici (obs. 58 et 83). Deux cas sur 1.500 observations de syphilis nasale, ayant trait pour la plupart à des
malades de la période secondaire ! Le premier exemple
connu est celui que publiait, en 1892, Lacoarret dans la
Revue de Laryngologie de Moure ; il est indiscutable.
Mais il nous semble impossible, par contre, d'accepter
comme rapport d'accident secondaire à forme condylo-
mateuse, l'observation de Ripault dans les *Annales des
maladies des oreilles* en 1895. Cette lésion surélevée,
fongiforme, indolente, qui emplit la fosse nasale de son
malade, qui récidive rapidement après l'ablation, qui
s'accompagne d'une adénopathie sous maxillaire caractéristique, qui est suivie au bout de cinq semaines d'une
roséole typique, puis d'une éruption de plaques muqueuses dans la gorge, ne peut être qu'un chancre syphilitique. Du reste, l'auteur prend soin de nous dire que
ses recherches pour trouver l'accident initial, demeurè-
rent infructueuses. Cette forme saillante, bombée, de
l'accident primitif, n'a rien que de connu : c'est l'*ulcus*

elevatum signalé par Fournier et la plupart des syphiligraphes.

Nous reportant au cas de Lacoarret et à nos deux cas personnels, nous dirons que les syphilides nasales végétantes, ou papules hypertrophiques des fosses nasales, sont constituées par des sortes de masses néoformées, sessiles, agglomérées, de sorte que leur ensemble paraît lobé, grossièrement bourgeonnant. Mais il ne faut pas confondre l'aspect de ces condylomes syphilitiques, de ces condylomes plats, avec celui du condylome acuminé ou végétation, qui se voit en d'autres régions. Celui-ci est arborescent, ramifié. La papule hypertrophique demeure une papule, quoique hypertrophiée, et une papule qui ne diffère pas sensiblement de celles qu'on rencontre souvent à la vulve et à l'anus, chez les malades de l'Hôpital Broca-Lourcine. La malpropreté, les irritants (tabac à priser), les mauvaises conditions physiologiques des sujets, semblent avoir une importance dans leur genèse. On rencontre pareillement les condylomes vulvaires et anaux chez les malades malpropres, leucorrhéïques de l'Hôpital Broca. Les condylomes des fosses nasales coexistent d'ailleurs parfois avec des condylomes du vestibule. Leur volume est toujours notable; un petit pois, une noisette; on conçoit qu'ils puissent obturer complètement la fosse nasale. Leur surface est rosée ou jaune grisâtre.

Il nous paraît difficile d'admettre l'existence des *syphilides ulcéreuses*, térébrantes des fosses nasales, décrites par certains auteurs à la période secondaire. Nous avons constaté plusieurs fois des lésions de ce genre, à tendance nettement destructive, quelques mois seulement après le chancre. Nous les avons vues détruire la cloison, l'aile du nez. Mais il s'agit là de cas de tertiarisme, de cas de syphilis dite maligne précoce, de syphilis qui brûle les étapes. Pareilles manifestations sont bien connues.

§ 2. — **Terminaison**.

Tels sont les symptômes principaux de la syphilis secondaire acquise des fosses nasales. Le début, avons-nous dit, peut être celui d'un coryza bruyant, qui bientôt s'atténue et traine en longueur ou bien d'un coryza d'allure subaiguë ou chronique d'emblée. La terminaison peut se faire par une *restitutio ad integrum* : la syphilis secondaire des fosses nasales évolue spontanément vers la guérison. Le fait ne nous surprend pas plus ici qu'ailleurs. Souvent aussi, cela est indiscutable, — nous en citons maints exemples, — les choses ont tendance à demeurer en l'état, la gêne respiratoire et l'hypertrophie des cornets inférieurs persistent; l'aspect des lésions, les troubles fonctionnels qu'elles engendrent sont ceux de la rhinite hypertrophique. Par contre l'atrophie des cornets inférieurs n'est point le seul fait de la syphilis héréditaire, on la rencontre également comme reliquat de la syphilis acquise.

§ 3. — **Pronostic**.

Le pronostic serait donc relativement bénin, malgré tout, si la crainte de l'évolution ultérieure de lésions tertiaires

sur les points touchés à la période secondaire ne méri-
tait d'attirer notre attention. Les accidents secondaires
quand ils s'attardent sur un point de l'organisme, quand
ils y montrent une sévénité particulière, doivent faire
craindre un retour offensif du mal à la période tertiaire.
Cela semble plus vrai encore au niveau des fosses nasales
qu'en tout autre point, mais aucune affirmation n'est rigou-
reusement possible. Toujours est-il qu'il existe à la période tertiaire une infiltration circonscrite du cornet inférieur que Scheinmann a décrite le premier et qui cède
promptement au traitement par l'iodure de potassium.
L'assimilation de cette lésion aux lésions tertiaires n'est
point seulement légitimée par sa curabilité par l'iodure,
elle l'est encore par le fait qu'elle peut coïncider avec des
lésions tertiaires indubitables du pharynx.

§ 4. — Complications.

Les classiques, Tissier, donnent comme complications
possibles de la syphilis secondaire des *synéchies*, des adhérences des cornets à la cloison. Nous n'avons point constaté, en interrogeant les malades porteurs de synéchies, un
nombre appréciable de syphilitiques. Au cours de nos recherches nous n'avons jamais constaté, chez des sujets syphilitiques antérieurement examinés, d'adhérence des cornets à la cloison. Ces adhérences, nous semble-t-il, ne peuvent guère être que le fait du tertiarisme. Les érosions
secondaires sont trop peu marquées et leur siège est à la
partie antérieure de la cloison.

Il est une complication réelle qu'il convient de signaler,

c'est *l'épiphora*. La tuméfaction de la pituitaire et du cornet inférieur, les phénomènes phlegmasiques qui gagnent par continuité de muqueuse le canal lacrymo-nasal et le sac lacrymal comme ils gagnent, d'autre part, la trompe d'Eustache et la caisse, l'expliquent suffisamment. Ce trouble disparaît d'ailleurs en même temps que les autres accidents secondaires. Il est simplement une preuve nouvelle des relations qui existent entre les affections nasales et les affections oculaires.

§ 5. — **Diagnostic.**

Nous ne croyons pas utile d'insister sur le diagnostic de la syphilis secondaire des fosses nasales.

Les *lésions vestibulaires* ne seront point confondues avec les lésions de même aspect que peuvent donner l'eczéma fissuraire, l'impétigo, les folliculites. L'œdème lymphangitique qui les accompagne parfois se caractérise par son indolence absolue, l'absence d'élévation de température à son niveau : c'est dire qu'on ne le prendra pas pour une *lymphangite* simple, pour un *érysipèle*.

Les lésions des *fosses nasales*, si variables dans leurs modalités, seront parfois d'emblée rapportées à leur cause quand on saura leur coexistence avec des lésions secondaires des téguments, des amygdales, du larynx. Au début on pourra croire à un *coryza banal*, mais, pour peu que les troubles persistent, l'existence d'un enanthème circonscrit et surtout la persistance d'un enchiffrènement unilatéral feront éliminer les autres types de rhinites. Les petites *érosions* muqueuses superficielles et anodines, ne pourront jamais être confondues avec les *ulcérations de la syphilis tertiaire*, de la *tuberculose*, avec les *ulcérations simples*. Les *papules hypertrophiques*, les condylomes devront être différenciés de la *tuberculose nasale*, reconnaissable à ses caractères destructifs, en même temps que néoformants, par la co-existence de lésions pulmonaires avancées; du *lupus*, dont la localisation est moins précise, l'implantation plus diffuse; des *épaississements* et *déviations* de la cloison, des *diverses tumeurs* de la région : *polypes, myxomes, enchondromes, ostéomes.*

§ 6. — Traitement

Le mal connu, il est indiqué de lutter contre lui. Le traitement général aura raison de tout. Le *calomel* en injections intramusculaires hebdomadaires de 5 à 8 centigrammes, le *cyanure de mercure* en injections intraveineuses, pratiquées chaque jour ou tous les deux jours, à raison d'un centimètre cube de la solution, au centième, les *attouchements* locaux des érosions au nitrate d'argent, des condylomes au nitrate acide de mercure, amèneront une guérison rapide. Moins évidente est l'action de *l'huile grise*. Ce médicament, si aisément maniable, ne donne point des résultats aussi rapides.

OBSERVATIONS

Obs. 1 (personnelle).

Jeanne W..., 23 ans.

Roséole remontant à un mois, plaques vulvaires à 8 jours.

Céphalée nocturne atroce ; angine spécifique avec dysphagie.

N'accuse aucun trouble nasal. Zone d'érythème vermillon à la partie antérieure de la cloison, du côté droit.

Obs. 2 (personnelle).

Marie-Louise S..., 23 ans.

13 *janvier* 1907. — Syphilides secondaires papuleuses perçues il y a deux mois sur les téguments.

Aucun accident pharyngo-laryngé.

Congestion du cavum.

Catarrhe tubo-tympanique à droite depuis deux mois (bourdonnements, hypoacousie...).

Très sujette aux coryzas et aux épistaxis depuis deux ou trois ans. Sécrétion nasale augmentée depuis l'apparition des accidents secondaires. Erythème vermillon sur la partie antérieure de la cloison.

20 *janvier* 1907. — Rougeur diffuse du pharynx.

Rougeur et congestion de l'épiglotte, des aryténoïdes, des cordes vocales. Voix enrouée et nasonnée.

Persistance de la congestion du cavum.

Persistance du catarrhe tubo-tympanique ; hypoacousie très marqué e.

A saigné du nez abondamment. Tuméfaction diffuse, bilatérale, de la pituitaire ; les cornets viennent au contact de la cloison ; zones d'érythème vermillon très nettes sur les deux faces de la cloison ; ulcération peu profonde, ovoïde, à fond blanchâtre sur l'extrémité antérieure du cornet moyen droit.

27 janvier 1907. — La malade vient d'avoir trois injections intra-veines de cyanure de mercure, une tous les deux jours.

Voix plus claire, moins nasonnée.

Persistance des bourdonnements d'oreilles.

Disparition des épistaxis.

10 février 1907. — Le traitement a été continué.

Amélioration considérable des lésions pharyngo-laryngées.

Persistance de la congestion du cavum et du catarrhe tubo-tympanique.

La malade n'accuse plus rien d'anormal du côté du nez. La tuméfaction de la muqueuse a disparu. L'érythème vermillon persiste cependant sur la cloison.

24 février 1907. — Rien d'anormal au pharynx ni au larynx.

Persistance des bourdonnements d'oreilles.

Fosses nasales normales.

Obs. 3 (personnelle).

Marthe R..., 27 ans.

8 janvier 1907. — Accident primitif il y a quatre mois.

Plaques hypertrophiques vulvaires volumineuses.

Syphilis du larynx depuis deux mois avec enrouement allant presque jusqu'à l'aphonie. — Plaques amygdaliennes géantes.

Le nez, depuis un mois, présente une sécheresse anormale ; la malade mouche des croûtes sanguinolantes ; l'expulsion de ces croûtes est généralement suivie d'une légère épitaxis (quelques gouttes). Gêne de la respiration nasale, d'où sécheresse de la gorge. A gauche : croûtelles sanguinolentes au niveau du vestibule, plaques suintantes typiques empiétant de 5 à 6 millimètres sur la pituitaire de la cloison et du plancher ; cloison et cornet inférieur uniformément rouges. A droite : vestibule recouvert de croûtes ; présentant aussi des « plaques muqueuses cutanées » qui empiètent sur la pituitaire au niveau de la base des fosses nasales ; zone d'érythème vermillon de 1 centimètre de diamètre à la partie antérieure de la cloison.

6 *février* 1907. — La malade a eu des piqûres hebdomadaires d'huile grise.

La dysphagie et l'enrouement se sont améliorés au bout de quinze jours, mais les plaques persistent. Des bourdonnements, des sifflements d'oreilles sont apparus.

L'obstruction nasale persiste, marquée surtout durant la nuit. L'examen montre, à *gauche*, à la base du *vestibule*, des plaques hypertrophiques de tout point comparables à celles de la vulve, surélevées, abondamment suintantes, à surface couenneuse, gris-jaunâtre. La lumière de l'orifice narinaire est ainsi réduite de moitié. Sur la cloison, érosion recouverte d'une fausse-membrane opaline, très adhérente, du diamètre d'une lentille, rappelant assez nettement les plaques muqueuses de la gorge, séparée des lésions vestibulaires par un intervalle de muqueuse saine. A *droite* : plaques muqueuses cutanées, hypertrophiques, moins surélevées qu'à gauche, siégeant sur la base et la paroi interne de la narine. Plaque muqueuse typique de la cloison se continuant avec les plaques du vestibule, à limites imprécises, entourée d'un halo rouge sombre, recouverte d'une pellicule très adhérente dont la détersion provoque un suintement sanguin en nappe. — Plaque végétante dans le sillon naso-jugal droit.

Obs. 4 (personnelle).

Augustine V..., 22 ans.

Derniers accidents secondaires apparus il y a quatre mois.

11 *mai* 1907. — Aucun accident pharyngo-laryngé.

Catarrhe tubo-tympanique à droite depuis quatre jours (bourdonnements, hypoacousie, bruit de clapet à la déglutition).

Depuis une huitaine de jours la sécrétion nasale a beaucoup augmenté; la malade doit se moucher plus souvent; il en résulte très souvent une légère épistaxis (quelques gouttes de sang seulement).

L'examen du nez montre une congestion diffuse, d'aspect banal, de la pituitaire, avec nombreux tractus muqueux allant des cornets à la cloison.

7 *juin* 1907. — Amygdales volumineuses, recouvertes de plaques, lésions nasales stationnaires.

Obs. **5** (personnelle).

Maurice R..., 20 ans.

Accident primitif à la verge, il y a deux mois.

21 *février* 1907. — Enrouement très marqué depuis 15 jours; cordes vocales rouge sombre avec plaques sur leur bord libre.

Plaques amygdaliennes.

Mouche très abondamment depuis 15 jours; a toujours eu une gêne de la respiration nasale, cette gêne s'est accentuée depuis la même époque. Erythème vermillon sur la cloison à gauche.

7 *mars* 1907. — Le malade vient d'avoir quatre injections intraveineuses de cyanure de mercure en huit jours.

Enrouement et dysphagie ont disparu, muqueuse pharyngolaryngée moins tuméfiée; plaques disparues.

L'écoulement nasal a cessé, la gêne respiratoire nasale a diminué. Il persiste un peu d'érythème vermillon.

17 *mars* 1907. — Les injections intra-veineuses ont été continuées à raison de trois par semaine.

Le larynx et le pharynx ont un aspect normal, la voix est claire, mais un peu nasonnée.

L'examen du cavum montre une amygdale pharyngée volumineuse, des plaques du cornet volumineuses également non dégénérées.

Le nez est beaucoup plus libre, l'écoulement n'est pas reparu. L'examen ne révèle plus rien d'anormal.

Obs. 6 (personnelle).

Alice M..., 21 ans.

Roséole apparue il y a un mois et demi.

24 *février* 1907. — Depuis cinq jours, dysphagie, enrouement, bourdonnements et hypoacousie de l'oreille droite. Gêne de la respiration nasale depuis quatre jours, sécheresse des fosses nasales. Rougeur diffuse du pharynx, du larynx, du cavum. Tuméfaction des deux cornets inférieurs.

17 *mai* 1907. — La malade, qui a été rapidement améliorée par les injections intra-veineuses de cyanure de mercure, ne présente plus rien d'anormal du côté de la gorge ni du nez. Mais les bourdonnements d'oreille et l'hypoacousie persistent à droite.

Obs. 7 (personnelle).

Blanche M..., 18 ans.

Accident primitif il y a cinq mois.

28 *avril* 1907. — Dysphagie, enrouement depuis trois semaines ; rougeur diffuse du larynx, du pharynx, du naso-pharynx ; hyperplasie lymphoïde généralisée.

Bourdonnements, hypoacousie surtout marquée à gauche.

Gêne bilatérale de la respiration nasale, contemporaine de l'angine et de la laryngite. Gorge sèche au réveil en raison de la respiration buccale durant la nuit. Sécrétion muco-purulente abondante par les deux narines. A l'examen, on note une tuméfaction et une rougeur générales de la pituitaire ; cette rougeur est beaucoup plus marquée sur la tête du cornet inférieur droit.

Muco-pus fluide, très abondant.

3 *mai* 1907. — La malade a été mise aux injections intra-veineuses. La dysphagie, l'enrouement ont fortement diminué. Les bourdonnements d'oreille et la diminution de l'acuité auditive persistent.

La respiration nasale est améliorée notablement, mais l'hypersécrétion demeure ; erythème vermillon sur la partie antérieure de la cloison et sur la tête du cornet inférieur du côté droit.

11 *mai* 1907. — Les injections intraveineuses ont été continuées. La dysphagie, l'enrouement sont disparus, les bourdonnements persistent mais l'audition s'est améliorée.

La perméabilité nasale est redevenue normale ; la sécrétion muco-purulente a beaucoup diminué.

Obs. 8 (personnelle).

Fernande R..., 15 ans.

Syphilides folliculaires du tronc, de l'abdomen, des cuisses, datant de quinze jours.

15 *février* 1907. — Amygdales énormes, anfractueuses, à prolongements arborescents ; plaques minimes, peu nombreuses. Examen impossible du larynx et du cavum en raison de l'obstruction de l'oro-pharynx par les amygdales.

Respiration nasale impossible à gauche depuis quinze jours ; le cornet inférieur de ce côté est très volumineux ; à droite, on note une rougeur diffuse de la pituitaire.

27 *juillet* 1907. — Les amygdales palatines ont été enlevées il y a quatre mois, leurs vestiges poussent des prolongements polypiformes ; l'amygdale pharyngée, maintenant accessible à la rhinoscopie postérieure, est volumineuse, multilobée, les bourrelets tubaires sont très tuméfiés.

Le cornet inférieur gauche demeure hypertrophié, la muqueuse a perdu sa rougeur anormale à droite.

Obs. 9 (personnelle).

Henriette O..., 25 ans.

Plaques vulvaires apparues il y a neuf mois.

2 *mai* 1907. — Dysphagie très légère, marquée surtout le matin

au réveil; mais durant les cinq premiers mois, les déglutitions étaient douloureuses.

Bourdonnements d'oreilles depuis l'apparition des accidents secondaires.

Gêne de la respiration nasale, depuis la même époque. En même temps qu'apparaissaient les plaques vulvaires survenait un coryza avec écoulement abondant, qui dura trois semaines. L'écoulement a cessé, les fosses nasales depuis cette époque sont même d'une sécheresse anormale, mais l'obstruction nasale persiste. A l'examen on constate une rhinite hypertrophique bilatérale.

Obs. 10 (personnelle).

Marguerite R..., 19 ans.
Syphilis datant de huit mois.

24 mai 1907. — Dysphagie avec alternatives d'amélioration et d'aggravation depuis six mois. Rougeur diffuse du pharynx. Plaques discrètes sur les amygdales. Enrouement le matin au réveil; rougeur et tuméfaction des aryténoïdes, roseur des cordes vocales.

Obstruction nasale gauche, depuis cinq mois, constante; obstruction intermittente à droite. A l'examen, on note à gauche une hypertrophie du cornet inférieur, une zone rouge vif, du diamètre d'une pièce de vingt centimes, sur la partie antérieure de la cloison. Rien d'anormal à droite.

Obs. 11 (personnelle).

Jeanne R..., 23 ans.
Entrée, il y a trois semaines, avec plaques vulvaires et papules cutanées, récentes, généralisées.

16 février 1907. — Depuis deux jours, dysphagie. Rougeur du pharynx et du vestibule laryngé.

Obstruction nasale unilatérale droite, sécrétion abondante des deux fosses nasales, depuis **deux jours**. Erosion bilatérale de la partie antérieure de la cloison, saignotante.

La malade est mise aujourd'hui même, aux injections intra-veineuses quotidiennes de cyanure de mercure.

24 *février* 1907. — La dysphagie a presque complètement disparu quarante-huit heures après la première injection intra-veineuse, la rougeur de la gorge est peu marquée, les papules secondaires sont complètement affaissées.

L'obstruction nasale, l'écoulement ont été diminués, de façon absolument évidente, quarante-huit heures après le début du traitement intensif. Cependant on constate à gauche, sur la cloison, une érosion irrégulière, recouverte d'un feutrage blanchâtre ajouré, dans les mailles duquel apparaît la rougeur de l'érosion. Ce feutrage est très adhérent; il rappelle certaines plaques leucoplasiques de la muqueuse buccale.

Obs. 12 (personnelle).

Madeleine R..., 20 ans.

20 *avril* 1907. — Entrée à Broca avec des plaques muqueuses vulvaires, dont elle ne peut préciser la date d'apparition.

Depuis plusieurs mois, le nez respire moins librement et présente une sécheresse anormale. Syphilides fissuraires de la narine gauche, à l'union de l'aile du nez et de la base de la narine.

Obs. 13 (personnelle).

Fernande R. ., 15 ans.

Syphilis datant de 7 à 8 mois.

Dysphagie, enrouement, bourdonnements d'oreilles depuis trois mois. Les amygdales, qui ont été enlevées il y a trois ans, sont en pleine reviviscence, énormes, rendant impossible l'examen du larynx et du cavum.

La malade a toujours eu une certaine gêne de la respiration nasale, mais, depuis trois mois, l'obstruction nasale est absolue, un écoulement incessant irrite le bord libre des narines. La pituitaire est uniformément congestionnée, les cornets inférieurs sont énormes.

Obs. 14 (personnelle).

Marie R..., 36 ans.

Entrée à Broca avec des accidents secondaires, dont elle ne peut préciser la date d'apparition.

17 *avril* 1907. — Dysphagie depuis une semaine, du côté gauche seulement, avec propagation à l'oreille gauche. Angine érythémateuse bilatérale.

Bourdonnements d'oreilles contemporains de la dysphagie.

Obstruction nasale unilatérale datant de huit jours. Sécrétion augmentée d'abondance. Rougeur uniforme de la muqueuse nasale marquée surtout à gauche.

Obs. 15 (personnelle).

Marguerite R..., 20 ans.

Syphilis datant de neuf mois.

3 *mars* 1907. — Dysphagie, hypertrophie des amygdales, plaques amygdaliennes discrètes à gauche.

Obstruction nasale bilatérale à maximum nocturne. Erythème vermillon à la partie antérieure de la cloison et sur la tête du cornet, du côté droit.

Obs. 16 (personnelle).

Louise L..., 18 ans.

Chancres syphilitiques multiples, il y a trois mois.

10 *février* 1907. — Plaques vulvaires, plaques « muqueuses cutanées », papules secondaires depuis trois ou quatre semaines.

Dysphagie, « rhume du cerveau » depuis la même époque; mouche un peu plus que de coutume.

L'examen montre une véritable éruption de granulations pharyngées, formant dans leur ensemble, une sorte de tapis lymphoïde ; les amygdales palatines sont les rudimentaires et présentent quelques plaques peu étendues. Le cavum est tuméfié, tomenteux, les amygdales tubaires ont le volume de petits pois. La cloison nasale, des deux côtés, présente, dans sa partie antérieure, une érosion à limites imprécises, entourée d'une zone rouge foncé qui se fond insensiblement avec la teinte rose du reste de la muqueuse. Cette érosion est recouverte imparfaitement d'un enduit réticulé qu'on peut enlever en partie, et qui laisse voir ainsi une érosion chagrinée avec piqueté hémorragique. Les cornets sont normaux.

16 *février* 1907. — La dysphagie a augmenté; la voix s'est voilée ; des bourdonnements d'oreilles sont apparus; l'acuité auditive a diminué. Toute la muqueuse qui recouvre le pharynx, le cavum, le vestibule laryngé, est rouge, tuméfiée ; les plaques se sont multipliées.

La malade a une sensation de plénitude dans le nez, l'inspiration est très gênée ; l'écoulement nasal a un peu augmenté d'abondance ; l'acte de se moucher est rendu difficile par l'obstruction.

A l'examen, on note des plaques hypertrophiques, végétantes, dirait-on, dans les deux sillons naso-jugaux. Les deux cornets inférieurs semblent augmentés de volume dans leur totalité. Les érosions de la cloison persistent.

24 *février* 1907. — La malade a eu des injections intra-veineuses de cyanure de mercure depuis le dernier examen.

La dysphagie, l'enrouement, les bourdonnements d'oreilles ont diminué ou disparu. Le tapis de granulations lymphoïdes du pharynx s'est affaissé, le rhino-pharynx est moins tomenteux.

La respiration nasale est normale; il persiste encore une sécrétion un peu exagérée. La tuméfaction de la pituitaire a disparu. La cloison conserve la rougeur anormale de sa partie antérieure, à gauche.

3 *mars* 1907. — Les injections intra-veineuses ont été continuées.

L'oro-pharynx, le larynx, le cavum, le nez semblent absolument normaux.

Obs. 17 (personnelle).

Pauline L..., 21 ans.

Chancre syphilitique du mamelon, il y a trois mois et demi.

13 *janvier* 1907. — Papules syphilitiques des téguments. Aucun trouble du côté de la gorge ni du nez.

10 *mars* 1907. — Il y a un mois et demi la malade a présenté une violente poussée inflammatoire du côté du nez, de la gorge, des oreilles.

Depuis ce temps, elle a de la dysphagie, de l'enrouement, quelques bourdonnnements d'oreilles, elle ne peut plus respirer par le nez. Au début existait un écoulement nasal ; actuellement elle se plaint au contraire d'une sécheresse anormale persistante.

L'examen montre des plaques amygdaliennes, laryngées, de la congestion du rhino-pharynx. La muqueuse nasale est uniformément rouge à gauche ; la muqueuse de la cloison seule est rouge à droite, à la rhinoscopie postérieure l'amygdale pharyngée apparaît volumineuse, tomenteuse, tapissée dans son sillon médian d'une large plaque sale, couenneuse, les queues des cornets inférieurs sont très tuméfiées recouvertes d'un enduit blanchâtre adhérent. Le bord libre postérieur de la cloison est également rouge, érodé.

17 *mars* 1907. — La malade a eu quatre injections intra-veineuses de cyanure de mercure.

La dysphagie, l'enrouement persistent mais atténués ; la rougeur et la tuméfaction du pharynx, du larynx, du cavum ont diminué.

La respiration nasale est plus libre ; le nez est moins sec. Rougeur diffuse de la pituitaire surtout marquée à gauche, sur la partie antérieure de la cloison et sur le cornet inférieur.

24 *mai* 1907. — Les injections intra-veineuses ont été continuées. Dysphagie presque nulle ; voix normale. Respiration nasale parfaite ; la pituitaire ne présente plus rien d'anormal.

Obs. 18 (personnelle).

Marcelline L..., 18 ans. Syphilis datant de cinq mois.

3 *mai* 1907. — Dysphagie, enrouement ; plaque muqueuse géante intéressant l'amygdale et le pilier gauche, gêne de la respiration nasale, unilatérale, depuis trois mois. Tuméfaction de la tête des cornets inférieurs et moyen du côté gauche. Rougeur diffuse des deux fosses nasales ; tractus muqueux nombreux allant des cornets inférieurs à la cloison.

Obs. 19 (personnelle).

X. — 18 mois.

Est conduit en janvier 1908 à la consultation de M. Jalaguier aux Enfants-Assistés pour une grosseur de la région inguinale gauche.

Il s'agit d'une adénopathie unilatérale, aphlegmasique, sous la dépendance d'un chancre induré de la région prétibiale.

L'enfant est ramené trois semaines après. Il présente des adénopathies généralisées très volumineuses. Au niveau du cou elles saillent de telle façon qu'on croirait à de la lymphadénie.

La respiration est uniquement buccale ; les lèvres, la langue, la gorge sont tapissées de plaques muqueuses. Un écoulement abondant s'échappe des narines. La lèvre supérieure, le vestibule des fosses nasales sont tapissés de plaques noirâtres et sanguinolentes. La pointe du spéculum introduite dans les narines laisse voir la partie antérieure de la pituitaire rouge vif, tuméfiée, sur laquelle se continue par endroits l'enduit opalin des plaques vestibulaires.

Obs. 20 (personnelle).

Marguerite N..., 3 ans et demi.

Contaminée par sa mère, il y a huit mois.

21 *juin* 1907. — Gêne considérable de la respiration nasale depuis un mois ; écoulement abondant, mêlé de pus et de sang ; parfois

épistaxis pures. Le vestibule est tapissé de plaques muqueuses.
La pituitaire présente des érosions étendues, recouvertes d'un enduit opalin adhérent qui rappelle absolument celui des plaques muqueuses classiques.

Obs. 21 (personnelle).

Maria A..., 17 ans.

Accident primitif il y a 3 mois et demi.

8 *janvier* 1907. — La malade ne présente que des accidents cuta-
nés et de la céphalée. L'examen du pharynx, du larynx, du nez, ne
révèlent rien d'anormal.

13 *février* 1907.—Dysphagie, enrouement, gêne de la respiration
nasale depuis trois ou quatre jours.

Rougeur et tuméfaction des muqueuses nasale et pharyngo-la-
ryngée.

11 *mars* 1907. — La malade a été soumise au traitement par
l'huile grise.

Persistance de tous les troubles sus-énoncés. L'examen du nez
montre un érythème vermillon caractéristique sur la partie antérieure de la cloison, des deux côtés. Le cornet inférieur gauche
présente également une rougeur anormale.

Obs. 22 (personnelle).

Mathilde L..., 19 ans.

Chancres syphilitiques multiples il y a huit ou neuf mois.

10 *mars* 1907. — La malade, depuis l'apparition des premiers
accidents secondaires, a présenté des maux de gorge fréquents,
des enrouements répétés et tenaces, des bourdonnements d'oreilles.
Le pharynx est rouge vif, les amygdales palatines, très tuméfiées,
viennent au contact sur la ligne médiane ; la muqueuse laryngée est
rouge vif dans sa totalité.

Depuis la même époque, la respiration nasale est presque constamment gênée ; la gêne est encore plus marquée depuis quinze

jours. Des croûtes se sont montrées il y a un mois dans la narine droite ; elles tombent chaque fois que la malade se mouche, d'où suintement sanguin.

Hypersécrétion des fosses nasales.

L'examen montre, en dehors des lésions fissuraires et croûteuses de la narine droite, une érosion recouverte d'une membrane opaline assez semblable à celles des plaques muqueuses typiques ; cette érosion, du diamètre d'une lentille, siège à 4 millimètres environ en arrière du revêtement cutané ; sa pellicule est difficile à enlever ; l'ablation est suivie d'un suintement sanguin. La pituitaire semble uniformément tuméfiée. Un enduit crémeux la recouvre, abondant surtout sur le plancher.

Obs. 23 (personnelle).

Armandine G..., 21 ans.

Syphilis datant de deux ans.

16 *février* 1907. — Dysphagie légère actuellement, mais beaucoup plus marquée autrefois ; obstruction nasale droite.

Rougeur du pharynx ; érythème vermillon à droite sur la tête du cornet inférieur et la partie antérieure de la cloison.

Obs. 24 (personnelle).

Anna G..., 25 ans.

Plaques hypertrophiques de la vulve depuis trois mois et demi.

24 *février* 1907. — Dysphagie, maximum à gauche ; enrouement ; bourdonnements d'oreilles, vertiges. Aucune gêne de la respiration nasale.

L'examen montre un pharynx recouvert, d'un seul tenant, d'un véritable tapis gris-jaunâtre constitué par une syphilide muqueuse géante. La muqueuse de la cloison est rouge vermillon, des deux côtés ; la tête du cornet inférieur droit présente la même coloration.

3 mars 1907.— La malade a eu trois injections intra-veineuses de cyanure de mercure.

La dysphagie, les bourdonnements ont complètement disparu. Le nez respire beaucoup plus librement.

A l'examen, la plaque géante du pharynx persiste, mais ses bords se sont affaissés. Le nez ne présente plus qu'une rougeur diffuse et banale.

10. — Pas de changement notable.

18. — La malade a eu huit injections intra-veineuses (trois par semaine).

La dysphagie a totalement disparu, le nez est libre. Les plaques pharyngées persistent, plus étendues mêmes, mais sans saillie. La pituitaire est d'un rouge diffus.

Obs. 25 (personnelle).

Françoise G..., 27 ans.

17 *février* 1907. — Plaques hypertrophiques vulvaires depuis un mois. Grossesse de six mois et demi.

A toujours été gênée du nez, mais l'est davantage depuis un mois. Sécheresse anormale du nez : la malade ne mouche plus. A l'examen, la pituitaire apparaît recouverte d'un enduit blanchâtre des tractus muqueux, très nombreux, unissent à la façon de fils d'araignée les cornets à la cloison. L'enduit muqueux enlevé, la tête des cornets inférieurs apparaît, tuméfiée et rouge vermillon.

La muqueuse pharyngée est rouge, tuméfiée ; les amygdales hypertrophiées portent quelques plaques ; le vestibule laryngé est également le siège d'un érythème anormal. La muqueuse du cavum est particulièrement tomenteuse, recouverte d'un enduit muco-purulent qui coiffe également la queue des cornets inférieurs.

28 *avril* 1907. — La malade, depuis le dernier examen, a été soignée à la liqueur de Van Swieten.

Une dysphagie très marquée est apparue il y a cinq ou six jours maximum à gauche, avec douleur réflexe dans l'oreille gauche. La voix est légèrement voilée.

L'obstruction nasale et la sécheresse ont également augmenté ; des douleurs spontanées se montrent parfois dans la fosse nasale droite.

À l'examen, on note de larges plaques de la gorge, une rougeur de toute la muqueuse pharyngée, un érythème vermillon caractéristique de la tête des cornets moyens et inférieurs.

24 *mai* 1907. — La dysphagie a un peu diminué ; cependant les plaques se sont étendues sur les amygdales qu'elles recouvrent en presque totalité.

Des croûtelles depuis huit jours sont apparues sur les parois externes des narines ; la peau sous-jacente est rouge cuivré. La tête du cornet inférieur droit présente une ulcération avec enduit opalin adhérent.

Obs. 26 (personnelle).

Thérèse H..., 25 ans.

7 *février* 1907. — Accidents secondaires depuis trois mois.

Céphalée, toux laryngée, douleurs et bourdonnements d'oreilles depuis trois mois. Hypertrophie des amygdales.

Obstruction nasale très marquée depuis la même époque.

La malade dort la bouche ouverte. Elle a vu apparaître il y a un mois des syphilides croûteuses vestibulaires qu'elle a gardées sept ou huit semaines et qui donnaient lieu à tout instant à des suintements sanguins.

L'examen montre une rougeur anormale de la partie antérieure de la cloison et de la tête du cornet inférieur, des deux côtés. À droite, en pleine zone érythémateuse, à la partie antéro-inférieure de la cloison se trouve une ulcération de 7 ou 8 millimètres de diamètre, recouverte d'une pellicule opalien, réticulée, impossible à détacher ; l'aspect est tel que celui d'un point de muqueuse touché au nitrate d'argent.

Obs. 27 (personnelle).

Juliette H..., 22 ans.
2 *mai* 1907. — Syphilides depuis deux ans.
Dort la bouche ouverte depuis cette époque.
Rhinite hypertrophique.

Obs. 28 (personnelle).

Lucie N..., 17 ans.
23 *mars* 1907. — Syphilis datant de deux mois et demi.
Dysphagie, enrouement depuis 15 jours. Bourdonnements d'oreilles depuis un mois. Plaques muqueuses des amygdales, rougeur de la muqueuse laryngée.

A toujours été gênée du nez, l'obstruction ne semble pas avoir augmenté du fait de la maladie. On note à gauche, sur la partie antérieure de la cloison, une coloration vermillon centrée d'une exulcération à surface blanchâtre réticulée, chagrinée, à droite, rougeur anormale de la partie antérieure de la cloison, mais moins vive.

14 *avril* 1907. — La malade a été mise aux injections intraveineuses de cyanure de mercure, du 23 au 30 mars. Très rapidement la dysphagie, l'enrouement, les bourdonnements d'oreilles, ont disparu ou diminué. Les troubles sont réapparus après cessation du traitement.

3 *mai* 1907. — La malade est à l'huile grise. La dysphagie, l'enrouement, les bourdonnements d'oreilles persistent. Des plaques très étendues tapissent les lèvres, la face interne des joues, le voile, les amygdales, le bord de la langue.

Des syphilides secondaires séborrhéiques sont apparues dans le sillon naso-jugal. La gêne respiratoire est plus marquée que jamais, un suintement sanguin se produit chaque fois que la malade se mouche. A l'examen, la pituitaire apparaît rouge, tuméfiée, très abondamment sécrétante. Le moindre attouchement au stylet monté provoque un piqueté sanguin.

Obs. 29 (personnelle).

Lina P..., 19 ans.

6 *février* 1907. — Dysphagie et enrouement depuis un mois. Bourdonnements d'oreilles; hypoacousie depuis 8 jours, surtout marquée à gauche. Plaques muqueuses amygdaliennes; rougeur et tuméfaction du cavum; bourrelet tubaire gauche volumineux; toute la muqueuse rhino-pharyngienne et les queues des cornets inférieurs sont tapissées de muco-pus

Pas de gêne de la respiration nasale, mais teinte rouge sombre de la muqueuse de la cloison à gauche.

Obs. 30 (personnelle).

Maria L..., 21 ans.

Premiers accidents secondaires il y a trois mois.

9 *février* 1907. — Plaques vulvaires. A eu de la dysphagie durant deux semaines il y a un mois; présente de l'enrouement depuis un mois et demi, des bourdonnements d'oreilles depuis trois mois. Rougeur du pharynx: laryngite catarrhale spécifique.

Des lésions croûteuses sont apparues il y a deux mois au niveau du vestibule, des deux côtés, elles ont duré trois semaines environ, leur ablation amenait chaque fois un suintement sanguin. Depuis trois mois le nez est « bouché et sec ». A l'examen, la muqueuse apparaît uniformément rouge et tuméfiée. Une sorte de semis pulvérulent, blanchâtre, la recouvre.

Obs. 31 (personnelle).

Eugénie L..., 21 ans.

Chancre syphilitique datant de trois semaines.

21 *février* 1907. — Se plaint depuis deux ou trois jours d'une sensation douloureuse dans l'intérieur du larynx et même d'un peu de sensibilité à la partie extérieure. Température vespérale : 39°.

Le pharynx est rouge, la luette est vraiment vermillon, des plaques discrètes sont apparues sur les amygdales, l'épiglotte, les aryténoïdes, les cordes sont rouges; l'amygdale linguale est très volumineuse; l'amygdale pharyngée, l'amygdale tubaire, la muqueuse du cavum sont fortement congestionnées.

Malgré que la malade n'ait aucune gêne respiratoire nasale on note une rougeur diffuse de la pituitaire.

28. — Les phénomènes généraux sont passés; il reste dysphagie, enrouement, gêne très marquée de la respiration nasale, plus marquée à droite. Cornets inférieurs très congestionnés ; tache érythémateuse, du diamètre d'une pièce de vingt centimes sur la muqueuse de la cloison à droite.

<h3 style="text-align:center">Obs. 32 (personnelle).</h3>

Eugénie G..., 20 ans.

Syphilis datant de trois mois.

16 *février* 1907. — Dysphagie très marquée depuis six à huit semaines, enrouement, gêne de la respiration nasale avec augmentation considérable des sécrétions.

A l'examen, le pharynx apparaît rouge, les amygdales sont hypertrophiées ; la muqueuse laryngée est rouge, tuméfiée ; des mucosités abondantes tapissent le cavum ; la muqueuse nasale est rouge, uniformément tuméfiée, recouverte d'une abondante sécrétion ; la tête du cornet moyen est hypertrophiée.

3 *mars* 1907. — La malade a eu deux injections intra-veineuses ; dès la seconde la dysphagie a diminué ; il n'est survenu aucun changement du côté du nez qui a saigné très abondamment toutes les nuits depuis quatre ou cinq jours.

A l'examen, du côté gauche, la partie antérieure du cornet moyen est très volumineuse, constituée par une masse arrondie d'un rouge sombre, d'aspect granité, piquetée de points hémorragiques, très dure, d'une consistance ligneuse. Le moindre attouchement provoque un suintement sanguin. Les cornets inférieurs demeurent simplement rouges et congestionnés.

10 *mars* 1907. — Les injections intra-veineuses ont été continuées.

La dysphagie, l'obstruction nasale, les épistaxis sont disparues.

A l'examen, la masse que constituait la tête du cornet moyen gauche, est beaucoup moins volumineuse, moins congestionnée. A
droite on note sur la cloison à 3 millim., en arrière du revêtement
cutané, une sorte de plaque muqueuse centrée par une croûtelle
mince ; cette croûtelle enlevée, il reste une surface saignotante
entourée d'un disque blanc de 2 ou 3 millim., de argeur ; ce disque
pelliculaire est lui-même entouré d'un halo rouge sombre.

Obs. **33** (personnelle).

Lucienne G..., 23 ans.

Il y a un mois et demi, apparition de syphilis séborrhéiques de
base des narines et du sillon naso-jugal.

3 *mai* 1907. — Bourdonnements d'oreille depuis un mois, dysphagie légère depuis trois semaines, surtout marquée le soir et la
nuit ; la malade dort la bouche ouverte ; jamais pareille gêne ne lui
était advenue avant la maladie actuelle. La muqueuse nasale est
extrêmement sèche.

A l'examen, on note des plaques amygdaliennes, des papules hypertrophiques des sillons naso-jugaux ; des syphilides croûteuses du
vestibule des fosses nasales, suintantes, fissurées, recouvrant une
ulcération saignante. Une rougeur et une tuméfaction uniforme de
la pituitaire.

17. — Les lésions de la narine droite sont devenues nettement
verruqueuses ; les syphilides exubérantes des sillons naso-jugaux
persistent.

Obs. **34** (personnelle).

Elvina F.., 18 ans.

Plaques vulvaires constatées il y a quinze jours.

— 53 —

13 *avril* 1907. — Dysphagie depuis huit jours, parole très légèrement nasonnée.

A l'examen, les amygdales apparaissent très volumineuses, recouvertes de plaques ; la partie antérieure de la cloison, à gauche, est de couleur vermillon, recouverte d'une sorte de fausse membrane dont l'ablation provoque un suintement sanguin.

Obs. 35 (personnelle).

Marguerite A.., 35 ans.

13 *avril* 1907. — Syphilis remontant à neuf mois. Angines à répétition depuis six mois. Sécrétion anormale du cavum depuis la même époque ; le nez a toujours été relativement obstrué, mais depuis quatre ou cinq mois, la gêne de la respiration nasale a fortement augmenté en même temps qu'apparaissait un écoulement mucopurulent ; la malade parfois mouche quelques filets de sang.

A l'examen : les amygdales sont volumineuses, d'un rouge vif ; le cavum est tapissé de mucosités ; la muqueuse nasale est tuméfiée, rouge sombre.

Obs. 36 (personnelle).

Thérèse D..., 17 ans.

Syphilis datant de deux mois.

25 *avril* 1907. — Enrouement, bourdonnements d'oreilles, otalgie gauche, obstruction nasale, épistaxis, fréquentes et faciles, depuis un mois

A l'examen : Les narines sont tapissées de croûtes très adhérentes au tégument sous-jacent ; rougeur, tuméfaction de la totalité de la muqueuse nasale ; des deux côtés, dans les 15 millim. antérieurs cette muqueuse est tapissée par places de croûtelles dont l'ablation est suivie d'un suintement sanguin. Sur les points non recouverts de croûtes, la muqueuse est saupoudrée de fines particules blanchâtres.

Obs. 37 (personnelle).

Adeline L..., 32 ans.

Syphilis datant de cinq mois.

24 octobre 1907.— Enrouement; dysphagie; élancements doulou-
reux dans l'oreille depuis un mois. Les mêmes troubles sont déjà
apparus à plusieurs reprises depuis le début de la maladie.

A l'examen : aryténoïdes rouges, congestionnés, recouverts d'un
capuchon de plaques; rougeur de la muqueuse pharyngée. Le nez
qui, assez fréquemment, est obstrué durant la nuit, ne présente
rien d'anormal à l'examen.

8 *novembre* 1907. — Sifflements constants de l'oreille droite depuis le dernier examen, hypoacousie ; gêne de la respiration nasale
chaque nuit.

A l'examen : les cornets inférieurs sont très tuméfiés dans leur
totalité ; la muqueuse de leur partie antérieure, est rouge vif.

15 *novembre* 1907. — La malade a eu trois injections intra-veineuses ; les sifflements d'oreilles ont fortement diminué dès la
deuxième piqûre, l'audition est amélioré. Le nez n'est presque plus
obstrué pendant la nuit.

A l'examen : la tuméfaction des cornets a diminué; il persiste une
rougeur un peu anormale de leur tête.

Obs. 38 (personnelle).

Marie D..., 26 ans.

Accidents secondaires apparus il y a deux mois.

2 *janvier* 1907. — Dysphagie continue depuis deux mois ; voix
voilée de temps à autre durant deux ou trois jours; bourdonnements
d'oreilles depuis huit jours. Gêne considérable de la respiration
nasale : la malade dort la bouche ouverte depuis un mois ; elle mouche beaucoup. Epiphora depuis un mois environ du côté droit
injection de la conjonctive correspondante.

A l'examen : les amygdales sont volumineuses, recouvertes de plaques ; la muqueuse laryngée est rouge, tuméfiée ; l'examen du cavum montre de volumineuses queues de cornets. La pituitaire présente une zone tomenteuse, quadrillée, opaline, du diamètre d'une lentille, à la partie tout antérieure de la cloison à droite.

20 *janvier* 1907. — La malade a eu trois injections intra-veineuses de cyanure de mercure : les troubles se sont améliorés dès la seconde ; la dysphagie, les bourdonnements d'oreilles ont fortement diminué ; l'épiphora persiste ; la même gêne existe pour la respiration nasale mais l'écoulement a beaucoup diminué.

A l'examen : les amygdales ont diminué de volume ; la muqueuse laryngée est simplement rosée ; la muqueuse nasale ne présente plus rien d'anormal.

<h2 style="text-align:center">Obs. 39 (personnelle).</h2>

Angèle C... 20 ans.

Syphilis depuis trois mois.

23 *mai* 1907. — Douleur auriculaire depuis un mois ; dysphagie légère, intermittente depuis une quinzaine de jours ; la malade a toujours eu la voix voilée, mais elle est véritablement aphone depuis un mois et demi environ ; elle ne se plaint en aucune façon du nez.

A l'examen : rougeur uniforme du pharynx ; rougeur et vascularisation anormale de la muqueuse laryngée et en particulier de la muqueuse des cordes vocales ; le nez semble ne présenter qu'une rhinite hypertrophique banale.

31. — La dysphagie, l'enrouement ont augmenté ; la malade ne peut plus respirer du nez.

A l'examen : la pituitaire est fortement injectée et abondamment secrétante.

7 *juin* 1907. — L'enrouement est tel que la malade ne peut plus se faire entendre ; elle peut à peine avaler sa salive ; l'obstruction nasale persiste ; un écoulement abondant irrite le rebord des narines et de la lèvre supérieure.

A l'examen : des plaques sont apparues sur les aryténoïdes, sur les cordes vocales. La pituitaire de la cloison, à gauche, présente une zone exulcérée recouverte d'une croûte large, très adhérente, dont l'ablation a provoqué un saignement assez abondant ; à la périphérie de cette exulcération la muqueuse est d'un rouge vermillon caractéristique. Du côté droit une même zone vermillon existe sur la partie antérieure de la cloison, la muqueuse à ce niveau est sèche et recouverte d'une poudre blanchâtre.

Obs. 40 (personnelle).

Gabrielle C.., 19 ans.

Accident primitif il y a un mois.

23 *mai* 1907. — Enrouement léger depuis huit jours ; léger coryza depuis la même époque ; obstruction nasale, écoulement abondant.

A l'examen : les orifices des narines sont très tuméfiés, rouges, irrités par l'abondante sécrétion des fosses nasales. La pituitaire est tuméfiée, rouge sombre.

7 *juin* 1907. — La gêne de la respiration nasale persiste ; l'écoulement est moins abondant mais plus épais.

A l'examen : les cornets inférieurs sont uniformément hypertrophiés.

Obs. 41 (personnelle).

Henriette C... 23 ans.

Syphilis datant de huit mois.

21 *juin* 1907. — Enrouement ; douleur auriculaire à droite ; dysphagie depuis trois mois. Aucun trouble fonctionnel du côté du nez.

A l'examen : les cordes vocales sont rouge cuivré ; elles présentent des nodules vocaux ; la muqueuse pharyngée est rouge sombre ; les rudiments amygdaliens sont tapissés de plaques. La tête des cornets inférieurs est d'un rouge nettement vermillon, recouverte d'un vélum facile à enlever ; même érythème vermillon sur la partie antérieure de la cloison des deux côtés.

Obs. 42 (personnelle).

Virginie C... 16 ans.

Plaques vulvaires datant de 15 jours.

27 décembre 1906. — Voix enrouée depuis une dizaine de jours aucun trouble fonctionnel nasal.

A l'examen : muqueuse pharyngée normale ; tuméfaction des amygdales tubaires ; rougeur des cordes vocales. La tête du cornet inférieur droit est vermillon.

13 janvier 1907. — La voix devient de plus en plus enrouée ; la sécrétion nasale a augmenté depuis trois ou quatre jours en même temps que survenait l'obstruction nasale.

A l'examen : hypertrophie amygdalienne ; tuméfaction de la muqueuse du cavum ; des bourrelets tubaires. Tache, vermillon sur la tête du cornet inférieur gauche ; hypertrophie et érythème vermillon de la tête du cornet moyen gauche ; des mucosités abondantes recouvrent les parois de cette fosse nasale. A droite la pituitaire présente une rougeur diffuse.

Obs. 43 (personnelle).

Georgette C... 24 ans.

Syphilis datant de six mois.

24 février 1907. — Maux de gorge répétés depuis la maladie ; déglutition particulièrement douloureuse depuis huit jours ; enrouement, bourdonnements d'oreilles ; aucun trouble nasal.

A l'examen : les muqueuses laryngée et pharyngée présentent une rougeur diffuse. La pituitaire est rouge et tuméfiée sur toute son étendue.

Obs. 44 (personnelle).

Joséphine C..., 34 ans.

Syphilis datant de cinq mois.

20 janvier 1907. — Dysphagie depuis six semaines ; lésions croûteuses du vestibule narinaire droit depuis deux mois et demi environ; les croûtes se reforment très rapidement après l'ablation, sur un fond rouge, saignotant et surélevé; elles acquièrent un développement tel que la respiration est impossible de ce côté; des fissures profondes et douloureuses sont apparues depuis une quinzaine; elles saignent très facilement; les ailes du nez, la lobule, la lèvre supérieure sont le siège d'un œdème dur, rouge sombre, absolument indolent; on peut pincer impunément la lèvre supérieure sans provoquer de douleur.

A l'examen : rougeur uniforme de la pituitaire.

Obs. 45 (personnelle).

Marie G..., 18 ans.

Syphilis remontant à deux mois.

21 *mars* 1907. — Dysphagie; bourdonnements; enrouement, depuis quinze jours. Aucun trouble du côté du nez.

A l'examen : amygdales énormes, sans plaques, rougeur de l'épiglotte, des aryténoïdes, des cordes vocales; érythème vermillon de la partie antérieure de la cloison à droite, immédiatement en arrière du revêtement cutané, occupant une étendue du diamètre d'une pièce de vingt centimes.

Obs. 46 (personnelle).

Antoinette B..., 24 ans.

Syphilis datant de trois mois; grossesse de sept mois et demi.

18 *décembre* 1906. — Dysphagie violente depuis quinze jours; sécrétion abondante venue du cavum nécessitant des renâclements incessants; douleur auriculaire à gauche; gêne de la respiration nasale du côté droit, contemporaine de la dysphagie.

A l'examen : plaques amygdaliennes; tuméfaction de la muqueuse du cavum qui est recouverte d'une sécrétion muco-purulente très abondante; les fosses nasales sont tapissées d'un enduit épais; à droite, zone d'érythème vermillon sur la partie antérieure de la cloison et sur la tête du cornet inférieur.

24 février 1907. — La malade a été mise aux injections intra-veineuses ; elle en a eu quatre depuis le dernier examen ; la dysphagie, la douleur auriculaire ont complètement disparu ; la respiration nasale est maintenant facile.

A l'examen : la pituitaire ne présente plus qu'une rougeur banale.

3 mars 1907. — Les injections intra-veineuses ont été continuées ; la respiration nasale est absolument libre du côté droit.

10. — Malgré l'interruption du traitement, les troubles que nous avions notés au début ne sont pas reparus.

Obs. 47 (personnelle).

Jeanne B..., 19 ans.

Syphilis datant de trois mois.

10 mars 1907. — Dysphagie depuis trois semaines ; enrouement léger ; bourdonnements d'oreilles ; la malade n'accuse aucun trouble fonctionnel du côté du nez.

A l'examen : hypertrophie considérable des amygdales ; rougeur de l'épiglotte et des aryténoïdes ; érythème vermillon sur la cloison à gauche ; cornets inférieurs normaux.

Obs. 48 (personnelle).

Henriette W..., 24 ans.

Syphilis datant de cinq mois.

9 janvier 1907. — Il y a quinze jours on a fait une amygdalectomie pour hypertrophie des amygdales ; cette hypertrophie était fonction de syphilis secondaire ; enrouement depuis un mois ; coryza à répétition depuis la maladie ; sécrétion abondante des fosses nasales.

A l'examen : rougeur des muqueuses pharyngée et laryngée. Aspect dépoli, granité des parties antérieures des deux cornets inférieurs; à la limite de cette zone dépolie, existe une sorte de soulèvement épithélial.

Obs. 49 (personnelle).

Pauline V..., 36 ans.

Syphilis datant de cinq mois.

1er *février* 1907. — Enrouement; dysphagie; bourdonnements d'oreilles intermittents depuis trois mois; gêne de la respiration nasale du côté gauche, augmentation de l'écoulement des deux côtés, mais plus particulièrement à gauche.

A l'examen : congestion des muqueuses pharyngée et laryngée; hypertrophie des amygdales tubaires. Ulcération fissuraire saignotante du vestibule gauche, au niveau de l'angle postérieur; la malade enlève sans cesse les croûtes qui tapissent le vestibule, mais leur reproduction de ce côté est rapide; elles arrivent à gêner la respiration nasale. Au niveau des ulcérations sous-jacentes à ces croûtes existe une infiltration des téguments qui contribue elle-même à rétrécir l'orifice vestibulaire. De ce même côté gauche le cornet inférieur est très augmenté de volume; la tête en particulier atteint la grosseur d'une noisette. A droite, on note seulement une hypertrophie de la tête du cornet inférieur.

17. — Les lésions persistent en leur état; les troubles fonctionnels n'ont pas varié davantage.

La malade a été mise au traitement par l'huile grise: la dysphagie, l'enrouement ont diminué; les croûtes du vestibule se reproduisent avec moins d'abondance; la respiration nasale est plus facile, cependant le côté gauche ne livre encore passage à l'air qu'avec quelque difficulté.

10 *mars* 1907. — La malade a eu trois injections intra-veineuses de cyanure de mercure; l'amélioration a été évidente dès la seconde injection; la voix est claire; la respiration nasale, même du côté gauche, est presque normale, l'infiltration de la narine a disparu.

17. — On continue les injections intra-veineuses qui sont très

bien supportées par la malade; toute trace de lésions vestibulaires, d'hypertrophie des cornets, toute gêne de respiration nasale ont disparu.

3 *avril* 1907. — Le même traitement a été continué; la même amélioration persiste.

Obs. 50 (personnelle).

Marthe S..., 19 ans.

Syphilis datant de trois mois.

7 *janvier* 1907. — Dysphagie; gêne de la respiration nasale, écoulement abondant; bourdonnements d'oreille à droite, depuis quinze jours.

A l'examen : plaques muqueuses sur les moignons des amygdales (la malade a subi une amygdalectomie, il y a deux ans). Le cornet inférieur gauche est très volumineux dans sa totalité, il est d'un rouge violacé; la cloison correspondante est uniformément rouge foncé; une sécrétion filante et claire tapisse les parois de cette fosse nasale; la fosse nasale gauche est uniformément rouge et tapissée du même exsudat filant.

14. — Dysphagie; enrouement. La respiration nasale est absolument supprimée : la nuit, la salive s'écoule par la bouche; un pus jaune verdâtre sort des fosses nasales.

A l'examen : les orifices des narines présentent un érythème inflammatoire; le cornet inférieur gauche vient, au contact de la cloison, aussi loin qu'on peut l'examiner; à droite, le cornet inférieur est également hypertrophié; la cloison est uniformément rouge, la tête du cornet moyen très augmentée de volume. La rhinoscopie postérieure montre des queues de cornets volumineuses, surtout à droite.

Obs. 51 (personnelle).

Marguerite S..., 18 ans.

Syphilis datant de trois mois.

27 *janvier* 1907. — Élancements auriculaires depuis six jours,

bourdonnements d'oreilles, hypoacousie; aucun trouble du côté du larynx ou du pharynx. Depuis quinze jours, l'air ne pénètre plus par la fosse nasale gauche; il n'y **a** pas d'augmentation de la secrétion nasale.

A l'examen : les amygdales sont volumineuses, recouvertes de plaques; l'épiglotte est rouge; la pituitaire est rouge clair, un peu tuméfiée, mais les cornets inférieur et moyen du côté gauche, sont très volumineux.

20 *février* 1907. — Dysphagie, dont l'intensité varie suivant les jours; bourdonnements d'oreille; enrouement. Respiration nasale absolument impossible depuis huit à dix jours; augmentation considérable des secrétions : la malade est obligée de moucher à chaque instant.

A l'examen : rougeur et épaississement de l'épiglotte; rougeur de la muqueuse laryngée; rougeur de la muqueuse pharyngée; tuméfaction de l'amygdale pharyngée, des amygdales tubaires; queues de cornet très marquées; douleur à la pression de la mastoïde. Du côté gauche, on note, sur un éperon de la cloison, une tache ovalaire du diamètre d'une lentille, d'un rouge vermillon caractéristique qui se fond insensiblement avec la rougeur anormale de la muqueuse voisine; au centre de cette tache, est une exulcération du diamètre d'un grain de chènevis, recouverte d'un enduit opalin impossible à déterger au porte-coton; cet éperon vient au contact du cornet inférieur qui, au point correspondant, présente une même zone de rougeur. La narine droite est uniformément tuméfiée rose clair.

Obs. **52** (personnelle).

Adrienne R..., 15 ans.

Syphilis datant de deux mois.

24 *janvier* 1907. — Enrouement très marqué depuis quinze jours; malgré que la malade ait toujours été sujette aux enrouements, elle est frappée de la persistance et de l'intensité de celui-ci;

dysphagie très légère ; gêne de la respiration nasale depuis huit jours du côté droit.

A l'examen : rougeur de l'épiglotte, des aryténoïdes et des cordes vocales ; quelques plaques discrètes sur les amygdales ; déviation de la cloison à convexité droite ; rougeur très marquée et piqueté, hémorragique sur une vaste étendue de cette même convexité ; le moindre attouchement provoque un suintement sanguin ; rougeur de la tête du cornet inférieur ; tractus muqueux nombreux allant de la paroi externe à la paroi interne. A gauche, hypertrophie de la tête du cornet inférieur.

Obs. 53 (personnelle).

Jeanne P..., 20 ans.

Eruption syphilitique, varicelliforme, datant de 4 ou 5 jours.

27 janvier 1907. — Angine depuis dix jours ; gêne légère de la respiration nasale depuis la même époque ; cette gêne s'accompagne d'une sécrétion très abondante ; c'est tout à fait l'allure d'un coryza banal

A l'examen : rougeur du pharynx ; une plaque sur le pilier antérieur du côté droit ; rougeur de l'épiglotte ; rougeur diffuse banale de la pituitaire du côté gauche ; tractus muqueux allant du cornet inférieur à la cloison. Du côté droit on note une tache vermillon coiffant la tête du cornet inférieur ; le reste de la muqueuse présente une rougeur banale et est tapissé de mucosités.

13 mars. — Dysphagie très marquée ; enrouement et bourdonnements d'oreilles légers ; persistance de la gêne de la respiration nasale ; voix nasonnée.

A l'examen : plaques muqueuses multiples du pharynx, confluentes au niveau des piliers. Rougeur diffuse de la pituitaire du côté droit ; rougeur ecchymotique de la tête du cornet inférieur gauche.

Obs. 54 (personnelle).

Marcelle M..., 16 ans.

Syphilis datant de 10 mois.

3 *janvier* 1907. — Depuis sa maladie, la malade est enrouée ; elle a eu de la dysphagie jusqu'à ces derniers temps, mais ne se plaint plus actuellement de la gorge ; des bourdonnements d'oreilles apparus il y a cinq ou six mois, persistent encore aujourd'hui. La respiration nasale du côté gauche est supprimée depuis au moins huit mois ; le côté droit lui-même est difficilement perméable à l'air.

A l'examen : épaississement de la muqueuse interaryténoïdienne ; épaississement et rougeur des cordes ; laryngite chronique. Hypertrophie énorme du cornet inférieur gauche qui emplit presque toute la lumière de la fosse nasale ; hypertrophie de la tête du cornet moyen. Hypertrophie du cornet inférieur droit. En somme aspect de la rhinite hypertrophique vulgaire.

Obs. 55 (personnelle).

Félicie M..., 15 ans.

Syphilis datant de trois mois : grossesse de huit mois et demi.

3 *janvier* 1907. — Dysphagie épouvantable depuis un mois ; la nuit la malade ne peut avaler sa salive ; fosses nasales complètement obstruées ; anosmie ; sécheresse marquée de la pituitaire depuis un mois ; la malade ne mouche plus, elle est étonnée de ne rendre ni mucosités ni croûtes.

A l'examen : plaques ulcéreuses sur l'amygdale droite ; plaque muqueuse banale sur l'amygdale gauche ; rougeur de la muqueuse laryngée. Erythème vermillon sur une étendue du diamètre d'une lentille à la tête du cornet inférieur gauche ; hypertrophie des cornets inférieurs des deux côtés.

10 *mai* 1907. — Persistance de la gêne de la respiration nasale ;

cependant la sécrétion est reparue comme avant la maladie ; l'odorat continue à être aboli.

A l'examen : rhinite hypertrophique vulgaire.

Obs 56 (personnelle).

Jeanne L..., 19 ans.

Syphilis datant d'un mois et demi.

25 *janvier* 1907. — Enrouement ; bourdonnements d'oreilles ; dysphagie depuis huit jours ; la malade se dit grippée.

A l'examen : on note les lésions catarrhales habituelles de la grippe au niveau des voies respiratoires supérieures. La pituitaire elle-même, fortement congestionnée et vascularisée, ne présente aucun caractère particulier à la syphilis secondaire.

12 *février* 1907. — La dysphagie, l'enrouement, la gêne de la respiration nasale persistent.

A l'examen : sur la cloison, du côté gauche, on note à 2 ou 3 millim. en arrière du revêtement cutané, une exulcération d'une étendue de 1 cm. et demi environ dont le fond est caractérisé par un piqueté blanchâtre granuleux : on dirait l'aspect tomenteux d'une moitié de tartine de beurre, séparée de la moitié opposée à la périphérie, la muqueuse est d'un rouge cuivré qui se fond insensiblement avec la coloration rosée de la muqueuse voisine. La cloison du même côté présente un éperon, siège d'une très minime exulcération à sa partie la plus saillante ; hypertrophie légère de la tête du cornet inférieur. Le tégument vestibulaire du même côté est le siège au niveau de la base des narines et de leur angle postérieur de croûtelles miliaires faciles à enlever, laissant voir sur leur point d'attache un tégument luisant, humide, non saignant. A droite la cloison est uniformément rouge, un peu grenue dans ses 15 mm. antérieurs qui sont recouverts d'un enduit crémeux, pultacé.

26. – Placard érythémateux, depuis quatre jours, dans les deux plis naso-jugaux, surmonté de papules croûteuses. Croûtelles jaunâtres et noirâtres du vestibule des deux fosses nasales ; gêne de

la respiration nasale, surtout marquée du côté gauche ; dysphagie ;
léger enrouement.

A l'examen : à gauche, le cornet inférieur semble obstruer complètement la fosse nasale ; la cloison, dans ses 2 cm. antérieurs, est d'un rouge vermillon caractéristique ; au niveau du vestibule, sur un fond érythémateux surélevé, se trouvent des croûtelles miliaires jaunâtres ou noirâtres adhérentes, occupant toute la périphérie à l'exception de la face externe. A droite, même érythème surélevé ; mêmes croûtelles adhérentes au niveau du vestibule. La pituitaire demeure telle qu'au dernier examen..

Obs. 57 (personnelle).

Marie L..., 21 ans.

Syphilis remontant à deux mois.

17 *janvier* 1906. — Dysphagie, mais très atténuée depuis un mois, aucun trouble du côté du larynx ; gêne relative de la respiration nasale, surtout nette à droite.

A l'examen : plaques amygdaliennes discrètes. Fosses nasales : à gauche, zone rouge cuivré, lenticulaire, nettement circonscrite, à la partie tout antérieure de la cloison ; cornet inférieur normal. A droite, zone d'érythème vermillon du diamètre d'une pièce de vingt centimes sur la cloison ; hypertrophie du cornet inférieur ; teinte rouge sombre de la tête de ce cornet.

Obs. 58 (personnelle).

Léonie L..., 24 ans.

Syphilis datant de trois mois. Priseuse.

24 *janvier* 1907. — Dysphagie ; voix nasonnée ; impossibilité de la respiration nasale depuis un mois ; sécrétion muco-purulente, parfois nettement purulente, des deux fosses nasales, et plus particulièrement de la gauche.

A l'examen : la lèvre supérieure, les replis naso-jugaux, le vestibule des fosses nasales sont recouverts de plaques hypertrophiques saillantes, suintantes, croûteuses ; il est difficile d'introduire le spéculum dans les fosses nasales; il permet de se rendre compte que les mêmes formations pathologiques existent dans l'intérieur des fosses nasales; ce sont des sortes de tumeurs d'aspect blanc rosé, recouvertes d'un enduit couenneux, mollasse, friable, se détachant par froissement au stylet, saignantes. Du côté gauche, depuis trois semaines, existe de l'épiphora.

15 *février*. — La malade a été mise aux injections intra-veineuses de cyanure de mercure ; les plaques des lèvres, du sillon naso-jugal, du vestibule se sont considérablement affaissées ; les papules hypertrophiques de la cavité des fosses nasales, persistent moins volumineuses.

22. — Le traitement par les injections intra-veineuses a été continué; les plaques hypertrophiques ont été touchées au nitrate acide de mercure ; elles sont presque disparues maintenant; la perméabilité nasale est rétablie.

Obs. 59 (personnelle).

Elisa L...., 31 ans.

Syphilis datant d'un mois.

3 *janvier* 1907. — Depuis huit jours, la malade qui est en pleine roséole se plaint d'un léger enrouement, de bourdonnements de l'oreille droite, d'un peu d'angine et de gêne marquée de la respiration nasale ; son nez, d'ailleurs, est plus sec, dit-elle.

A l'examen : le larynx, le pharynx, le cavum, présentent une rougeur un peu anormale. Du côté du nez, on note des lésions érythématosquameuses recouvertes de croûtelles dont l'ablation provoque un léger suintement sanguin : la cloison, le cornet inférieur présentent une rougeur diffuse. A droite seulement, à la base de la cloison, à deux ou trois millimètres du revêtement cutané, se trouve une pellicule adhérente, d'un blanc-jaunâtre, du diamètre d'une lentille.

Obs. 60 (personnelle).

Jeanne L...., 22 ans.

Syphilis datant de huit jours ; chancres multiples.

23 *janvier* 1907. — Rien d'anormal du côté du nez ni de la gorge.

27 *février* 1907. — La malade, depuis trois semaines, se plaint d'un coryza qu'elle attribue à l'ouverture permanente d'une fenêtre en face de son lit ; elle présente un peu d'enrouement.

A l'examen : rougeur banale de la gorge et du larynx ; tuméfaction et rougeur banale de la pituitaire.

13 *mars* 1907. — La malade se plaint d'une gêne marquée de la respiration nasale ; elle mouche énormément ; les sécrétions sont épaisses, adhérentes au mouchoir ; loin de diminuer d'abondance, elles semblent augmenter chaque jour davantage ; une voisine lui a même dit qu'elle sentait mauvais du nez ; la malade ne s'en rend pas compte.

A l'examen : les cornets inférieurs des deux côtés sont fortement hypertrophiés ; un enduit muco-purulent tapisse les parois des deux fosses nasales, mais cette sécrétion ne semble pas, aujourd'hui au moins, présenter une odeur très marquée.

Obs. 61 (personnelle).

Mathilde L...., 18 ans.

Syphilis datant de six mois.

1er *février* 1908. — Dysphagie ; enrouement depuis un mois douleurs et élancements d'oreilles, bourdonnements depuis deux mois ; sécheresse du nez extrêmement marquée depuis quatre mois ; gêne de la respiration nasale depuis la même époque : la malade ne respire pas de la narine gauche, la narine droite est simplement obstruée.

A l'examen : rougeur banale de la gorge, du larynx ; réaction douloureuse à la pression des deux apophyses mastoïdes. Hypertrophie du cornet inférieur droit, rougeur diffuse du reste de la pituitaire. Hypertrophie considérable du cornet inférieur gauche ; hypertrophie de la tête du cornet moyen gauche.

Obs. 62 (personnelle).

Georgette K..., 19 ans.

Syphilis remontant à sept mois.

27 *janvier* 1907. — Angine avec plaques ; enrouement très léger actuellement, mais beaucoup plus marqué il y a cinq mois ; gêne de la respiration nasale des deux côtés depuis la maladie ; les sécrétions n'ont été modifiées ni en quantité ni en qualité.

A l'examen : les cornets inférieurs sont très hypertrophiés ; la cloison présente un aspect irrégulier, grenu, du côté gauche, sur une étendue d'une pièce de 20 cm. ; il est difficile cependant de considérer cette lésion comme spécifique.

Obs. 63 (personnelle).

Célestine J..., 24 ans.

Plaques muqueuses datant de quinze jours.

1er *février* 1907. — Depuis quinze jours la malade se plaint horriblement de la tête ; elle a des bourdonnements, de l'enrouement, mais pas de dysphagie. Elle mouche beaucoup plus qu'autrefois, mais la respiration nasale est libre.

A l'examen : le pharynx est rouge, on note quelques plaques sur les amygdales ; les bourrelets tubaires sont un peu tuméfiés, un enduit abondant tapisse le cavum. L'examen des fosses nasales montre, à gauche, un cornet inférieur un peu tuméfié, rose bleuté, une cloison de même coloration dans toute son étendue ; à droite, la tête du cornet inférieur et la partie antérieure de la cloison présentent une rougeur anormale.

Obs. 64 (personnelle).

Berthe H..., 28 ans.

Syphilis datant de trois mois.

3 *janvier* 1906. — Angine, céphalalgie, bourdonnements d'oreilles depuis quinze jours. Depuis la même époque, le malade, qui ne mouchait jamais auparavant, mouche beaucoup, parfois même elle mouche un peu de sang; la respiration se fait très mal par la fosse nasale droite.

A l'examen : hypertrophie du cornet inférieur droit, rougeur vermillon d'un point circonscrit sur la partie antérieure de la cloison. Rougeur des cordes vocales et de la muqueuse laryngée; tuméfaction du pavillon tubaire, secrétion muco-purulente abondante du cavum; pas de queues de cornets.

Obs. 65 (personnelle).

Renée H..., 27 ans.

Syphilis datant de trois mois.

31 *janvier* 1907. — A très mal à la gorge depuis deux mois : sa voix est presque toujours voilée; un écoulement très abondant irrite le rebord des narines depuis deux mois environ; la parole est nasonnée.

A l'examen : plaques muqueuses des amygdales et des piliers, rougeur de la muqueuse laryngée et de la muqueuse du cavum. A l'examen du nez on note une rougeur foncée de la cloison dans sa partie antérieure ; cette rougeur est surtout marquée à gauche ; les cornets inférieurs sont légèrement congestionnés; une sécrétion muco-purulente très abondante emplit le méat inférieur des deux côtés ; la rhinoscopie postérieure montre une tuméfaction énorme des bourrelets tubaires, et des queues de cornets de dimensions considérables.

11 *février* 1907. — La malade n'entend plus de l'oreille gauche ;

des syphilides squameuses sont apparues au niveau du vestibule des fosses nasales et dans les sillons naso-jugaux ; en ces derniers points, elles sont demi-circulaires (syphilides élégantes de la face de Brocq). L'examen de l'intérieur des fosses nasales montre qu'elles sont demeurées en l'état.

Obs. 66 (personnelle).

Jeanne H..., 29 ans.

Syphilis datant de trois mois et demi.

11 *janvier* 1907. — Bourdonnements d'oreilles, hypoacousie, enrouement, coryza avec gêne de la respiration nasale : écoulement anormal depuis trois semaines.

A l'examen : Plaques muqueuses discrètes des amygdales ; rougeur légère de la muqueuse laryngée ; aspect tomenteux de la muqueuse du cavum avec production d'une secrétion très abondante. Le vestibule des fosses nasales est recouvert de croûtes très abondantes qui saignent à l'ablation. Une sorte de pellicule opaline épaisse recouvre la partie antérieure de la muqueuse de la cloison, des deux côtés ; on dirait une fausse membrane ; elle se prolonge en avant au niveau du revêtement cutané avec les productions croûteuses du vestibule ; hypertrophie du cornet inférieur gauche, c'est de ce côté d'ailleurs que l'obstruction nasale est la plus marquée.

Obs. 67 (personnelle).

Yvonne H..., 15 ans et demi.

Accidents secondaires apparus il y a trois semaines.

3 *janvier* 1907. — Dysphagie : gêne de la respiration nasale unilatérale gauche.

A l'examen : erythème vermillon du pharynx. Hypertrophie du cornet inférieur gauche ; tache d'érythème vermillon sur la partie antérieure de la cloison à gauche.

Obs. 68 (personnelle).

Jeanne M..., 20 ans.

Chancre induré depuis trois semaines. Roséole, papules secondaires.

3 janvier 1907. — Aucun trouble du côté de la gorge, du larynx, du nez.

A l'examen on note simplement une rougeur légère et banale de la tête des cornets inférieurs et de la cloison.

30. — Bourdonnements d'oreilles, irritation laryngée ; angine latérale gauche ; coryza léger provoquant un peu degêne de la respiration et une sécrétion plus abondante que normalement.

A l'examen : rougeur peu caractéristique de la gorge et du larynx ; tuméfaction considérable de l'amygdale pharyngée et des orifices tubaires. Tache vermillon à la partie antérieure de la cloison du côté droit ; tuméfaction très marquée du cornet inférieur gauche.

Obs. 69 (personnelle).

Jeanne G..., 19 ans.

Accidents secondaires très marqués (plaques muqueuses vulvaires exubérantes, syphilides papuleuses du tronc, des membres et de la face).

28 janvier 1907. — Voix légèrement voilée ; gêne de la respiration nasale à droite : sécheresse de la gorge.

A l'examen : rougeur anormale du pharynx ; une plaque sur le pilier antérieur. Sur la cloison droite se trouve une érosion recouverte d'une pellicule opaline, ajourée, ovalaire, des dimensions d'une lentille ; les limites de cette pellicule sont mal arrêtées ; elle se poursuit par des sortes de petites arborisations comme cela se voit pour les plaques de leucoplasie ; l'érosion est entourée d'une zone rouge vermillon ; tuméfaction du cornet inférieur gauche, dont la tête présente une rougeur banale.

6 *février* 1907. — Dysphagie très marquée ; gêne de la respiration nasale bilatérale mais plus marquée à gauche.

A l'examen : les amygdales ont augmenté de volume ; la luette, les piliers sont tuméfiés ; il en résulte un rétrécissement de l'isthme oropharyngé rendant impossible l'examen du cavum. Sur les ailes du nez, dans les sillons naso-jugaux, sur la partie voisine de la lèvre supérieure, lésions secondaires circinées polycycliques à rebord surélevé, à centre rose cuivré (syphilides élégantes de la face de Brocq). Au speculum on constate que les lésions de la cloison du côté droit sont en voie de régression ; l'érosion s'est détergée ; la pellicule a disparu ; il demeure une surface rougeâtre, dépolie, de teinte plus foncée que la muqueuse voisine qui est simplement rose. La malade a été soignée à l'huile grise.

17. — L'érosion est complètement guérie ; il demeure à gauche une hypertrophie de la tête du cornet inférieur.

Obs. 70 (personnelle).

Marie G..., 33 ans.

Syphilis datant de six mois, plaques constantes de la gorge depuis.

9 *mars* 1907. — Dysphagie ; enrouement surtout marqué depuis cinq mois. La malade était sujette aux maux de gorge et aux enrouements mais jamais elle n'en avait souffert aussi longtemps. C'est ainsi que parfois elle demeure aphone durant une ou deux semaines. Il y a trois mois, elle a présenté durant trois semaines des papules suintantes du vestibule des fosses nasales ; elle prétend que très profondément son doigt sentait des deux côtés des sortes d'excroissance de chair qui l'empêchaient de respirer par moment ; la respiration nasale est toujours gênée ; la malade est sans cesse prise de coryza, avec écoulement muqueux très abondant et larmoiement.

A l'examen : plaques nombreuses du pharynx, des aryténoïdes, du bord libre des cordes vocales. Le vestibule des fosses nasales présente des vestiges de papules antérieures, une rougeur anormale des téguments à ce niveau ; on ne constate aucune papule à l'intérieur des fosses nasales, mais les cornets inférieurs sont hypertrophiés et la tête du cornet moyen droit est rouge vermillon, augmentée de volume : une sécrétion muco-purulente recouvre les cornets inférieurs et s'accumule dans les méats inférieurs.

Obs. 71 (personnelle).

Églantine G..., 23 ans.

Plaques muqueuses hypertrophiques vulvaires depuis quinze jours.

3 janvier 1907. — Aucun trouble du côté des muqueuses du nez, de la gorge ou du larynx.

A l'examen : hypertrophie des amygdales palatines ; hypertrophie de l'amygdale linguale ; rougeur un peu anormale mais non caractéristique de la pituitaire.

10 février 1907. — Céphalée atroce ; dysphagie : la malade ne peut même plus avaler sa salive, le maximum de la douleur est à droite ; enrouement intermittent (il y a quinze jours est survenue une aphonie qui a duré une semaine) ; bourdonnements d'oreilles, diminution de l'acuité auditive. Depuis trois semaines, coryza et obstruction nasale à gauche ; perméabilité diminuée à droite.

A l'examen : érythème vermillon du pharynx ; rougeur universelle du larynx ; rougeur, tuméfaction, exsudat muco-purulent très abondant du cavum ; hypertrophie des cornets inférieurs ; cette hypertrophie est telle, à gauche, que la cavité nasale est absolument supprimée ; la tête du cornet inférieur droit est seule hypertrophiée ; la muqueuse présente une rougeur cuivrée dans toute la partie accessible à la vue ; un exsudat muco-purulent tapisse la tête des cornets.

Obs. 72 (personnelle).

Marianne G..., 23 ans.

Roséole et plaques depuis quinze jours.

2 *mars* 1907. — Céphalalgie depuis trois semaines, enrouement très léger depuis trois jours ; écoulement nasal depuis trois jours également.

A l'examen : rougeur un peu anormale de l'épiglotte ; signes de coryza banal.

28 *avril* 1907. — Enrouement constant marqué surtout le matin et le soir ; bourdonnements d'oreilles intermittents du côté gauche ; dysphagie matutinale ; gêne de la respiration nasale ; la malade dort la bouche ouverte ; elle ne saurait préciser quel est le côté le plus obstrué depuis le dernier examen ; les fosses nasales présentent une sécheresse telle qu'elle n'a jamais l'occasion de se moucher.

A l'examen : pharynx tapissé de plaques muqueuses ; rougeur uniforme de toute la muqueuse du larynx ; aspect tomenteux, enduit muco-purulent, à la rhinoscopie postérieure. Hypertrophie des cornets inférieurs ; rougeur diffuse de la pituitaire.

Obs 73 (personnelle).

Jeanne G..., 19 ans.

Syphilis datant de quatre mois.

30 *mars* 1907. — Céphalée depuis trois mois ; coryza depuis quinze jours ; ni dysphagie ni enrouement.

A l'examen : quelques plaques amygdaliennes. Rougeur et congestion diffuses, sécrétion abondante de la fosse nasale droite. Rougeur de la partie antérieure de la cloison, hypertrophie considérable du cornet inférieur, du côté gauche.

12 *avril* 1907. — Obstruction nasale gauche très marquée ; gêne moindre du côté droit ; diminution de l'écoulement nasal.

A l'examen : le cornet inférieur gauche emplit la fosse nasale cor-

respondante; le cornet inférieur droit est surtout hypertrophié dans
sa partie antérieure.

Obs. 74 (personnelle).

Rose G..., 17 ans.

Syphilis datant de deux mois.

30 *janvier* 1907. — La malade dit avoir toujours mouché beaucoup; mais depuis un mois elle est obligée d'avoir à tout instant le
mouchoir à la main.

A l'examen : du côté gauche, le cornet inférieur est très congestionné ; il vient au contact de la cloison, qui est également rouge,
tuméfiée ; une sécrétion abondante tapisse la paroi inférieure des
fosses nasales. Du côté droit, le cornet inférieur est normal et
recouvert d'un abondant exsudat; la tête du cornet moyen est d'un
rouge vif, du volume d'un haricot; la cloison est rouge vif dans sa
totalité ; la paroi inférieure des fosses nasales est tapissée du
même enduit muco-purulent que l'on a constaté du côté opposé.

Obs. 75 (personnelle).

Clémence G..., 20 ans.

Accident primitif datant d'un mois.

18 *avril* 1907. — Dysphagie très légère depuis huit jours ; aucun
trouble nasal.

A l'examen : plaques muqueuses de la gorge ; pituitaire [nor-
male.

27. — Enrouement léger; voix nasonnée ; dysphagie du côté
gauche ; gêne de la respiration nasale du côté gauche.

A l'examen : rougeur du vestibule laryngé ; plaques muqueuses
abondantes de la gorge ; cavum tuméfié, recouvert d'un enduit
muco-purulent; hypertrophie de la queue des cornets; rougeur et
épaississement du bord libre de la cloison ; érosion très nette,

recouverte d'un enduit opalin adhérent à la partie inférieure de ce bord libre ; hypertrophie de la tête du cornet inférieur gauche : enduit opalin, adhérent, du diamètre d'une lentille, impossible à déterger, situé à 2 millimètres en arrière du revêtement cutané de la narine, sur la cloison. Tuméfaction légère de la pituitaire du côté droit.

7 *mai* 1907. — Depuis le dernier examen. la gêne de la respiration nasale est très marquée ; la malade dort la bouche ouverte ; la gorge est sèche au réveil ; un écoulement abondant s'écoule de la narine gauche ; la voix est nasonnée ; la dysphagie persiste ; l'enrouement demeure très léger ; des mucosités abondantes descendent du cavum.

A l'examen : persistance des plaques pharyngées ; le cavum demeure dans le même état. Le cornet inférieur gauche vient au contact de la cloison ; la petite pellicule opaline signalée lors du dernier examen, persiste et s'est même agrandie ; son ablation à la pince, d'ailleurs difficile et incomplète, provoque un suintement sanguin ; la fosse nasale gauche est tapissée de muco-pus qui emplit le méat inférieur.

Obs. 76 (personnelle).

René F..., 18 ans.

Accidents secondaires depuis huit jours.

20 *janvier* 1907. — Dysphagie ; très léger coryza.

A l'examen : rougeur très marquée du pharynx. Tuméfaction des cornets inférieurs ; écoulement muqueux des fosses nasales. Du côté gauche la muqueuse de la partie antérieure de la cloison est rouge cuivrée.

7 *février* 1907. — Voix nasonnée ; gêne de la respiration nasale augmentée ; persistance de la dysphagie.

A l'examen : la sécrétion nasale est plus épaisse : elle tapisse les têtes des cornets inférieurs ; ces derniers sont très augmentés de volume. Le cavum est empli de muco-pus ; le bord libre de la cloison, la queue des cornets inférieurs sont d'un d'un rouge foncé ;

l'amygdale pharyngée, les amygdales tubaires sont saillantes dans la cavité et baignées de pus.

Obs. 77 (personnelle).

Flore F..., 19 ans.

Plaques muqueuses de la gorge depuis deux mois.

23 *février* 1907. — Dysphagie depuis huit jours ; rien autre.

A l'examen : un véritable tapis de plaques recouvre la muqueuse pharyngée et les amygdales ; la muqueuse des fosses nasales est d'un rouge cuivré dans sa totalité ; le cornet inférieur droit est augmenté de volume.

30 *mars* 1907.—La dysphagie persiste ; la déglutition est presque impossible ; la respiration nasale est un peu gênée pendant la nuit surtout du côté gauche.

L'examen montre que les cornets inférieurs ont fortement augmenté de volume depuis le dernier examen.

14 *avril* 1907. — La malade depuis quinze jours et aux injections intra-veineuses de cyanure de mercure ; la dysphagie a disparu ; le nez respire très librement.

A l'examen : les plaques du pharynx persistent, mais la muqueuse a recouvré sa coloration normale. Les cornets inférieurs ne sont plus hypertrophiés.

Obs. 78 (personnelle).

Rachel F..., 18 ans.

Plaques muqueuses vulvaires depuis dix jours.

24 *février* 1907. — Céphalée depuis un mois ; aucun autre trouble.

A l'examen : hypertrophie des amygdales, rougeur vive du pharynx et de l'épiglotte, zone d'érythème vermillon à la partie antérieure de la cloison et sur la tête du cornet inférieur gauche ; rien d'anormal à droite.

12 *mars* 1907. — Persistance de la céphalée ; dysphagie légère ; impossibilité de la respiration nasale du côté gauche ; écoulement abondant des deux côtés du nez.

A l'examen : quelques plaques amygdaliennes ; hypertrophie des deux cornets inférieurs surtout du gauche ; sécrétion muco-purulente abondante.

Obs. 79 (personnelle).

Marthe D..., 31 ans.

Syphilis depuis 5 mois.

9 *mars* 1907. — Dysphagie.

L'examen montre une simple hypertrophie des amygdales.

27. — Dysphagie très légère depuis quinze jours ; gêne de la respiration nasale pendant la nuit, bilatérale, mais marquée surtout à droite.

A l'examen : les amygdales viennent au contact sur la ligne médiale. La pituitaire du côté gauche présente une rougeur diffuse ; du côté droit, le cornet inférieur est hypertrophié dans sa totalité et vient s'aplatir sur la cloison ; une zone d'érythème vermillon de 5 à 6 millim., de diamètre débutant à quelques millimètres en arrière du revêtement tégumentaire, occupe la muqueuse de la cloison

Obs. 80 (personnelle).

Lucie D..., 22 ans.

Siphilis depuis 9 mois.

Mars 1907. — Souffre de la gorge depuis 8 mois ; présente un enrouement tenace depuis très longtemps également, six mois au moins, elle respire difficilement du nez et mouche beaucoup plus qu'autrefois.

A l'examen : la muqueuse pharyngée est congestionnée ; les amygdales augmentées de volume avec quelques plaques. Rougeur et congestion diffuse de la pituitaire ; hypertrophie des cornets inférieurs.

Obs. 81 (personnelle).

Marie D..., 24 ans. Accident primitif il y a trois mois.

11 *février* 1907. — Dysphagie légère ; enrouement ; bourdonnements d'oreille depuis cinq ou six jours. Epistaxis quotidiennes depuis trois ou quatre jours peu abondantes.

A l'examen : quelques plaques pharyngées ; un peu de rougeur du vestibule laryngé ; congestion de la muqueuse du cavum. Croûtes du vestibule des fosses nasales très adhérentes dont l'ablation provoque un suintement sanguin ; les lésions du vestibule se continuent sur la muqueuse voisine de la cloison, sous forme d'un enduit opalin discontinu, éraillé par places, très adhérent, entre les mailles duquel la muqueuse apparaît d'un rouge intense, violacée.

Obs. 82 (personnelle).

Henriette D..., 19 ans.

Syphilis datant de six mois au moins.

3 *mars* 1907. — Enrouement depuis trois semaines ; dyphagie légère ; sécheresse anormale des fosses nasales et obstruction bilatérale depuis trois ou quatre semaines.

A l'examen : quelques plaques amygdaliennes ; rougeur et congestion diffuse de la pituitaire ; hypertrophie des cornets inférieurs ; la tête du cornet inférieur droit est de teinte plus foncée, recouverte d'une pellicule peu adhérente au-dessous de laquelle la muqueuse apparaît très vascularisée.

24. — Dysphagie disparue ; il persiste une gêne de la respiration nasale.

A l'examen : les cornets inférieurs apparaissent augmentés de volume, la muqueuse est simplement rosée.

Obs. 83 (personnelle).

Auguste C.., 51 ans.

Syphilis datant de quatre mois. Alcoolisme, abus du tabac sous toutes ses formes.

23 *janvier* 1907. — Dysphagie très marquée; enrouement tenace, presque depuis le début de la maladie ; gène de la respiration nasale, telle que depuis deux mois environ le malade dort la bouche ouverte; épistaxis fréquentes depuis 15 jours.

A l'examen : des plaques muqueuses tapissent les lèvres, la langue, la face interne des joues, la muqueuse du pharynx et des amygdales; l'épiglotte, les aryténoïdes, les bandes ventriculaires, les cordes vocales sont très rouges et très tuméfiées. Le vestibule des fosses nasales du côté gauche est empli de papules hypertrophiques suintantes, saignantes, croûteuses; les lésions se poursuivent sur la portion muqueuse de la cloison sous forme d'une érosion qui occupe presque toute la partie accessible à la vue de cette cloison ; un endroit opalin à limites imprécises discontinues, laissant voir entre ses mailles la rougeur de l'érosion sous jacente, fait suite aux croûtes du vestibule; il est très adhérent; si on cherche à le détacher au stylet, on provoque un abondant suintement sanguin en nappe; la tête du cornet inférieur, très hypertrophiée, présente une érosion recouverte d'une pellicule de même genre. Du côté droit, on note, au niveau du vestibule de simples croûtelles adhérentes, séparées les unes des autres par des fissures. Dans la profondeur, la cavité de la fosse nasale est complètement obturée par une masse à gros grains roses, jaunes, gris, tassés les uns contre les autres en une masse mûriforme. Un pus, peu abondant s'en écoule. Au stylet, la masse charnue est de consistance ferme, elle saigne facilement, elle est peu douloureuse.

Obs. 84 (personnelle).

Madeleine V..., 23 ans.

Chancre induré depuis un mois.

3 *mars* 1907. — Rien d'anormal du côté du nez, ni de la gorge.

6

25. — Roséole; dysphagie très légère; enrouement marqué, gêne bi-latérale de la respiration nasale.

A l'examen : plaques muqueuses amygdaliennes; rougeur de la muqueuse laryngée. Rougeur circonscrite de la partie antérieure de la cloison du côté gauche; la muqueuse à ce niveau est tomenteuse, légèrement surélevée ; la muqueuse voisine est normale; le cornet inférieur est très volumineux et présente un piqueté rougeâtre sur un fond simplement rosé. Du côté droit on note simplement une rougeur limitée au point le plus saillant d'un éperon de la cloison.

Obs. 85 (personnelle).

Antoine B..., 49 ans.

Accident primitif datant d'un mois.

13 *janvier* 1907. — Aucun trouble du côté du nez ; rien à l'examen.

12 *mars* 1907. — Depuis 10 jours, le malade présente un enrouement marqué, de la dysphagie, du corryza; il se dit grippé.

A l'examen : plaques amygdaliennes ; rougeur de la muqueuse laryngée ; plaques muqueuses sur l'épiglotte et les cordes vocales. Rougeur, tuméfaction, sécrétion diffuse de la muqueuse des fosses nasales.

29. — La dysphagie persiste; l'enrouement a un peu diminué ; la sécrétion nasale est devenue abondante et épaisse; le malade dort toute la nuit la bouche ouverte.

A l'examen : plaques muqueuses amygdaliennes. Hypertrophie considérable des deux cornets inférieurs; le méat inférieur est empli de muco-pus.

Obs. 86 (personnelle).

Léa B..., 17 ans.

Syphilis datant de cinq mois.

3 *février* 1907. — Angines à répétitions depuis trois mois; enrouement au moindre refroidissement depuis la même époque; gêne de la respiration nasale, marquée surtout depuis un mois et du

côté gauche. Depuis quatre mois, la malade dit avoir eu cinq ou six rhumes de cerveau.

A l'examen : plaques muqueuses amygdaliennes. Dans la fosse nasale droite, la muqueuse de la cloison, dans sa partie tout antérieure, est recouverte d'un enduit blanchâtre, continu par endroits, réticulé en d'autres endroits ; on peut l'enlever sans trop de difficultés ; alors apparaît une érosion d'aspect grenu avec un très léger piqueté hémorragique ; le cornet inférieur est rouge, très légèrement augmenté de volume. Du côté gauche, rougeur diffuse de la pituitaire ; tuméfaction considérable du cornet inférieur.

Obs. 87 (personnelle).

Madeleine B..., 19 ans.

Plaques muqueuses de la gorge depuis deux mois.

17 *janvier* 1907. — Angine depuis 15 jours ; la malade a toujours présenté une gêne de la respiration nasale, mais depuis trois semaines elle ne peut plus respirer que par la bouche la nuit comme le jour.

A l'examen : plaques muqueuses amygdaliennes abondantes. La muqueuse du cavum est tuméfiée, recouverte de muco-pus ; la queue des cornets inférieure est rouge et tuméfiée. Le speculum nasi montre sur le cornet inférieur, à 7 ou 8 mm. de son extrémité libre, une petite érosion du diamètre d'une lentille, recouverte d'un enduit opalin, lichénoïde, très adhérent ; la cloison à 2 cm. en arrière du revêtement cutané, présente une érosion d'aspect tomenteux, entourée d'un halo rouge. Du côté gauche le cornet inférieur est normalement coloré, mais très tuméfié ; tuméfaction de la muqueuse de la cloison avec coloration rouge vif de sa partie antérieure.

30 *janvier* 1907. — La gêne de la respiration nasale est plus marquée que jamais ; un écoulement muco-purulent est apparu ; bourdonnements d'oreilles, voix nasonnée. L'examen montre que la muqueuse présente une rougeur inflammatoire dans presque toute son étendue ; les cornets inférieurs viennent au con-

tact de la cloison ; du muco-pus stagne sur la paroi inférieure des
fosses nasales. A la rhinoscopie postérieure la muqueuse du cavum
apparaît très enflammée, épaissie ; l'amygdale pharyngée et les
amygdales tubaires sont tuméfiées ; la queue des cornets est rouge
et fait saillie dans le cavum.

Obs. 88 (personnelle).

Maria B..., 21 ans.

Accidents secondaires reconnus pour la première fois il y a quinze
jours.

9 *avril* 1907. — Angine depuis 15 jours ; léger coryza depuis une
dizaine de jours ; l'examen montre des amygdales volumineuses,
quelques plaques sur les piliers antérieurs. La muqueuse des fosses
nasales est tuméfiée dans son ensemble et secrète un mucus abondant.

25. — Gêne de la respiration nasale, persistante.

Le speculum montre des cornets inférieurs tuméfiés dans leur
totalité, une muqueuse anormalement rouge au niveau de la partie
antérieure de la cloison.

Obs. 89 (personnelle).

Jeanne B..., 19 ans.

Syphilis datant de 4 mois et demi.

20 *février* 1907. — Voix nasonnée, enrouée ; angines à répétitions depuis trois mois ; bourdonnements d'oreilles ; hypoacousie
gauche depuis un mois environ. La malade, qui s'est toujours plainte
d'une sécheresse marquée des fosses nasales, mouche abondamment
depuis trois mois ; elle salit plusieurs mouchoirs par jour ; elle dort
la bouche ouverte, car la respiration nasale est absolument impossible pendant la nuit ; pendant le jour la respiration est possible du
côté gauche.

A l'examen : plaques muqueuses amygdaliennes ; rougeur de la

muqueuse laryngée ; tuméfaction de la muqueuse du cavum et de
la queue des cornets inférieurs. La fosse nasale gauche est emplie
par le cornet inférieur hypertrophié ; à droite, la tête seule du cornet inférieur est augmentée de volume ; un muco-pus abondant recouvre la base des fosses nasales.

13 *mars* 1907. — La malade a eu six injections intra-veineuses ;
la dysphagie a complètement disparu ; la respiration nasale, quoique gênée encore, est possible, même pendant la nuit ; l'examen
montre que les cornets inférieurs se sont réduits de volume et que
la sécrétion muco-purulente est maintenant presque nulle.

Obs. 90 (personnelle).

Louise B..., 26 ans.
Roséole depuis trois semaines.
15 *mars* 1907. — Augine ; enrouement, coryza depuis huit
jours.
A l'examen : on ne note de plaques muqueuses nulle part ; les
muqueuses pharyngée, laryngée, nasale présentent une rougeur
banale.
12 *avril* 1907. — Dysphagie ; enrouement ; gêne unilatérale
gauche de la respiration nasale ; l'examen révèle l'existence de plaques muqueuses des amygdales et des piliers. Le cornet inférieur
gauche est très hypertrophié ; la pituitaire de la partie antérieure de
la cloison et de la tête du cornet inférieur est rouge vif. Du côté
droit, on note une rougeur banale de la muqueuse ; une tuméfaction légère du cornet inférieur.

Obs. 91 (personnelle).

Léontine B..., 19 ans.
Plaques muqueuses depuis un mois.
9 *février* 1907. — Dysphagie légère, intermittente. Gêne de la
respiration nasale depuis quinze jours du côté gauche seulement.

L'examen ne montre qu'une hypertrophie simple des amygdales, sans plaques, quelques croûtes et quelques fissures du vestibule des fosses nasales à gauche. De ce même côté, on note une tuméfaction considérable du cornet inférieur, de la tête du cornet moyen. Sur la partie antérieure de la cloison, immédiatement en arrière du revêtement cutané, existe une petite érosion dépolie dont le fond apparaît piqueté de points hémorragiques; le moindre attouchement provoque l'issue du sang, en toute petite quantité d'ailleurs.

Obs. 92 (personnelle).

Marie B..., 22 ans.

Accident primitif apparu il y a quatre semaines; roséole depuis huit jours.

6 *mars*. — Dysphagie légère.

Rien d'anormal du côté des muqueuses supérieures, si ce n'est un peu de rougeur de la muqueuse pharyngée.

15. — Coryza depuis huit jours; écoulement très peu abondant. la malade se plaint surtout de respirer difficilement durant la nuit.

A gauche, la tête du cornet inférieur est d'un rouge vermillon; la totalité de ce cornet est tuméfiée et vient au contact de la cloison.

A droite, la muqueuse de la cloison est rouge et tomenteuse dans ses 10 mm. antérieurs le cornet inférieur est congestionné.

Obs. 93 (personnelle).

Jeanne B..., 22 ans.

Roséole apparue il y a 11 mois.

16 *mars* 1907. — Dysphagie; enrouement; bourdonnements d'oreilles, diminution de l'acuité auditive; gêne de la respiration nasale marquée surtout du côté droit, épistaxis fréquentes.

A l'examen : plaques amygdaliennes; rougeur de la muqueuse laryngée; rougeur de la muqueuse du cavum; saillie des bourrelets tubaires. Croûtes du vestibule nasal du côté droit, très adhérentes, séparées par des fissures; leur ablation provoque l'issue de quelques gouttes de sang; rougeur uniforme de la muqueuse; hypertrophie considérable du cornet inférieur. A gauche, rougeur sans caractère particulier, tuméfaction de la muqueuse de la cloison et du cornet inférieur.

Obs. 94 (personnelle).

Louise A..., 25 ans.

Accidents secondaires depuis un mois.

30 *janvier* 1907. — Coryza avec écoulement et gêne de la respiration nasale depuis trois ou quatre jours. Angine, enrouement contemporains du coryza.

A l'examen : rougeur diffuse de la muqueuse du pharynx, du larynx, des fosses nasales.

17 *février* 1907. — Persistance du coryza, malgré l'amélioration de l'angine et de l'enrouement.

Hypertrophie des deux cornets inférieurs; zone érythémateuse cuivrée de la tête du cornet inférieur droit et de la partie tout antérieure de la muqueuse de la cloison à gauche.

Obs. 95 (personnelle).

Marie A..., 20 ans.

Plaques muqueuses vulvaires depuis un moins.

13 *février* 1907. — Gêne de la respiration nasale, maxima du côté droit; sécheresse anormale des fosses nasales : dysphagie, enrouement, voix nasonnée. Tous ces troubles sont apparus il y a quinze jours.

A l'examen : hypertrophie des amygdales; plaques muqueuses des amygdales et des piliers; rougeur de l'épiglotte, des aryténoïdes, des cordes vocales. Congestion considérable du cornet inférieur droit; érythème vermillon très net de la cloison et d'un éperon du côté gauche. De ce même côté le cornet inférieur est gonflé, rouge sombre.

Obs. 96 (personnelle).

Léontine A..., 22 ans.

Syphilis depuis 7 mois.

3 *mars* 1907. — Depuis l'apparition de la maladie, elle dit avoir été constamment enrouée et ne plus pouvoir respirer du nez.

A l'examen, on note quelques plaques amygdaliennes, une rougeur anormale des cordes vocales, une rougeur diffuse de la fosse nasale droite; une hypertrophie considérable du cornet inférieur gauche; la tête de ce cornet présente un aspect grenu, papillomateux.

17. — La malade a été soumise aux injections intra-veineuses; la respiration nasale est très améliorée; les petites productions papillomateuses'ont presque totalement disparu.

Obs. 97 (personnelle).

Louise A..., 18 ans.

Plaques muqueuses depuis trois mois.

29 *janvier* 1907. — Depuis un mois, la malade se plaint de maux de gorge, d'enrouement, d'obstruction nasale intermittente : elle ne mouche plus.

A l'examen : amygdales volumineuses recouvertes de plaques, épaississement du bord libre de l'épiglotte. Rougeur vermillon de la muqueuse de la cloison à sa partie antérieure; tuméfaction des deux cornets inférieurs.

Obs. 98 (personnelle).

Marie S..., 32 ans.

Chancre induré il y a deux mois.

27 *juin* 1909. — Dysphagie légère avec plaques amygdaliennes. Iritée. Obstruction nasale presque complète.

A l'examen : croûtes vestibulaires; fissures des deux angles postérieures des narines ; cornets inférieurs très volumineux surtout le droit. Sur ce dernier, à un centimètre environ en arrière de son extrémité antérieure, se trouve une tache opaline du diamètre d'une lentille à pellicule intimement adhérente, striée dans tous les sens de minuscules rainures. Entre les mailles de ces stries apparaissent des sortes de minuscules papules. C'est l'aspect d'une plaque de lichen.

Obs. 99 (résumée).

Condylomes syphilitiques des fosses nasales, par Lacouret.
(*Revue de Laryngologie*, 1892, p. 465).

Georges B..., 17 ans, d'apparence robuste, exerce la profession de cocher. Mère diabétique ; père atteint d'une affection pulmonaire, plusieurs frères et sœurs bacillaires.

Il y a six mois lui vint à la région sus hyoïdienne, et dans l'angle antérieur du maxillaire inférieur, plusieurs ganglions durs, roulant sous le doigt, et de la grosseur d'une noix. Le médecin conseilla une pommade à l'iodure de plomb.

Le 4 janvier le malade vient à ma clinique. La déglutition est un peu douloureuse. Les ganglions persistent.

A l'examen de la gorge on constate que tout l'isthme du gosier est rouge ; les amygdales sont augmentées de volume. On aperçoit le long des piliers antérieurs et du voile du palais un petit liseré blanchâtre. Le malade nie tout rapport sexuel. Pourtant il existe quelques ganglions dans l'aine, et, dans le sillon balano-préputial nous découvrons une cicatrice blanchâtre, fibreuse, indurée, provenant d'un petit bouton qui se serait montré deux ou trois mois avant l'apparition de la dysphagie. Pas de roséole.

Nouvel examen vingt jours plus tard. Il existe cette fois de belles plaques muqueuses sur les amygdales et le pilier antérieur droit. Le malade se plaint d'obstruction nasale du côté droit.

La muqueuse du cornet inférieur est très tuméfiée ; elle donne l'aspect de la dégénérescence polypoïde. Après cocaïnisation, on

*

remarque sur la cloison, à un centimètre et demi environ de l'orifice antérieur des fosses nasales, une tumeur qui siège à la partie inférieure. Cette tumeur est divisée en trois lobules dont le volume va augmentant de haut en bas, de sorte que le lobe inférieur, plus considérable, remplit le méat correspondant. Les dimensions totales de la tumeur sont d'un centimètre environ dans tous les diamètres. La coloration est grisâtre. La respiration nasale de ce côté est absolument impossible.

A gauche, on note une hypertrophie notable du cornet inférieur.

Sur l'un des piliers du voile, près de la base de la langue, se trouve une petite tumeur aplatie, de la grosseur d'un pois, analogue à celle de la cloison. L'amygdale, du côté opposé, présente une ulcération blanchâtre anfractueuse, à bords surélevés.

Sous l'influence du traitement spécifique biioduré, l'adénopathie et la tumeur disparurent rapidement. Le cornet inférieur garda son aspect de dégénérescence polypoïde.

Obs. 100 (résumée).

Syphilides nasales végétantes à la période secondaire de la syphilis, par H. RIPAULT (*Ann. des maladies de l'oreille*, 1895, p. 244).

S... Clémentine, 21 ans, femme de chambre, se présente à la consultation de M. Gouguenheim le 8 mai dernier, pour une obstruction complète de la narine gauche, datant de un mois environ.

La malade, de constitution très robuste, sans aucun antécédent digne d'être relevé, accusait en même temps un état de malaise général, avec inappétence et léger amaigrissement datant de la même époque environ ; quelques ganglions dans les régions sous-maxillaires.

Dès l'introduction du speculum, on voit la narine remplie par une masse grisâtre, absolument végétante et irrégulière, se laissant pénétrer facilement par le stylet, saignant peu à son contact, et n'éveillant qu'une sensation douloureuse très médiocre.

Le stylet permet aussi de reconnaître que ces masses s'implantent un peu partout, mais viennent de la cloison et du plancher en particulier.

La narine droite est tout à fait normale ; mais la cloison est déviée de ce côté, et présente à sa partie antéro-supérieure une inflexion manifeste avec rougeur et sensibilité au contact ; ce qui fait penser à une périchondrite susceptible d'aboutir sous peu à la perforation.

La rhinoscopie postérieure est impraticable, à cause du nervosisme exagéré de la malade ; le toucher, fait après cocaïnisation, montre la cloison absolument libre, mais permet de constater l'existence de tumeurs adénoïdes molles et volumineuses, dont aucun symptôme antérieur n'aurait permis de soupçonner l'existence cependant.

Pharynx, amygdales et larynx normaux.

La malade accuse seulement de légères épistaxis, à gauche ; pas de sécrétion ; pas de douleurs spontanées ; imperméabilité absolue au passage de l'air.

Malgré l'absence de tout signe positif, et une auscultation négative, l'affection fait penser à une tuberculose nasale végétante.

Le 10 mai, la malade entre dans le service ; nous pratiquons à l'aide de la curette une ablation aussi complète que possible des fongosités (sans hémorragie notable) ; puis nous badigeonnons à l'acide lactique.

Deux jours après, nous enlevons les tumeurs adénoïdes du pharynx ; puis touchons au galvano-cautère quelques masses nasales échappées à la curette ; pansements à l'acide lactique ; tamponnement à la gaze iodoformée. La narine a retrouvé sa perméabilité.

Les tumeurs nasales examinées par M. Michel Dansac, présentaient la structure du tissu tuberculeux ; mais nous devons dire qu'un deuxième examen n'a révélé à notre collègue, M. Mignot, que des éléments embryonnaires, qu'un tissu de néoformation sans caractères particuliers.

Cependant, au bout de quelques jours, la perméabilité nasale a diminué ; des végétations nouvelles se reforment avec une très grande rapidité ; nouveau curettage, deuxième amélioration, mais rechute nouvelle, surtout dans la profondeur.

(On se dispose à faire l'opération de Rouge).

Mais, le 27 mai, la malade présente sur le corps une éruption de taches d'un rouge sombre, non prurigineux ; il s'agit d'une roséole typique du thorax et de l'abdomen.

L'examen des organes génitaux et de l'anus ne permet pas cependant de retrouver l'existence de l'accident primitif ; la malade prend, à dater de ce jour, 10 centigrammes de protoïodure d'hydrargyre ; la roséole disparaît, et dix jours environ après, on peut constater de petites syphilides de l'isthme du gosier, avec dysphagie légère ; puis bientôt quelques céphalées nocturnes.

Le 5 juillet la malade quitte le service.

A ce moment les végétations nasales n'existaient plus, elles avaient cédé complètement à l'action du traitement interne.

Notre cas présente le caractère tout à fait spécial, croyons-nous, d'avoir été la première manifestation de l'infection syphilitique acquise. Les phénomènes nasaux ont précédé de cinq semaines l'éclosion de tout autre accident caractéristique ; ayant suivi la malade au jour le jour, nous sommes à même de l'affirmer.

Obs. 101.

Un cas de syphilis secondaire du nez, par H. Ripault. — (*Annales des maladies de l'oreille*, etc. 1897, p. 24.)

Jules B..., 35 ans, vient consulter pour une obstruction totale de la narine gauche, développée en l'espace de quatre à cinq jours seulement. La narine droite est restée et reste absolument indemne.

L'obstruction nasale gauche s'est développée sans que le malade ressente les signes d'un coryza aigu ; aucun écoulement nasal, pas d'éternument, mais un enchifrènement qui bientôt a abouti à l'imperméabilité absolue.

La malade se plaint d'un état de fatigue et de courbature qui s'est développé quelque temps avant l'obstruction nasale, et s'accompagne le soir d'un léger accès fébrile.

Mais ce qui lui est le plus insupportable, c'est une céphalée très violente, le soir surtout, et qui a précédé les symptômes nasaux de quelques jours.

A l'examen on trouve la narine remplie par le cornet inférieur rouge vif, sans ulcération, venant au contact de la cloison.

A la rhinoscopie postérieure la queue du cornet participe au processus hypertrophique inflammatoire. Pharynx sans manifestation spéciale.

Après rétraction partielle du cornet par une application un peu prolongée de cocaïne à 1 p. 10, nous ne constatons rien de nouveau ; il s'agit d'une augmentation inflammatoire du cornet dans toute son étendue, sans rien par ailleurs. Nous avions recherché avec soin les ganglions cervicaux, nous n'en trouvâmes pas.

Vu le caractère des douleurs céphaliques nous pensâmes à de la spécificité.

Mais l'examen le plus complet du malade, l'interrogation le plus sérieux ne nous apprirent rien.

(Ripault met son sujet à l'iodure de potassium aux frictions mercurielles).

Au bout d'une quinzaine de jours, le malade revient avec une roséole typique, suivie bientôt de l'apparition de plusieurs plaques muqueuses sur les amygdales.

Nous recherchâmes à nouveau mais toujours en vain, l'accident primitif, les céphalées diminuèrent très rapidement ; en trois semaines la fosse nasale gauche avait repris à peu près sa perméabilité normale, le cornet inférieur son volume, et rien de suspect ne pouvait s'observer à l'intérieur du nez, l'hypothèse d'un accident primitif nasal devait être écartée.

Cette observation nous montre une tuméfaction aiguë, en quelque sorte, du cornet inférieur, comme pouvant être une manifestation très précoce de l'infection, antérieure aux accidents pharyngés et même à la roséole.

CONCLUSIONS

Les manifestations de la syphilis secondaire au niveau
des fosses nasales sont parmi les plus fréquentes. On les
rencontre chez les trois quarts des malades à un moment
variable de l'étape secondaire, mais en général au moment
même où apparaissent les manifestations pharyngées,
laryngées, tubo-tympaniques. Presque constantes chez les
sujets jeunes, leur fréquence diminue avec l'âge.

Elles sont d'ordinaire peu bruyantes et demandent à
être recherchées. Chez les très jeunes malades cependant,
chez les enfants au sein en particulier, elles peuvent présenter de sérieux inconvénients en raison de l'obstruction
nasale très marquée, parfois même absolue, qu'elles provoquent.

Au niveau de l'orifice des fosses nasales et du vestibule,
elles n'ont pas de caractères particuliers. Elles rappellent assez bien l'aspect des autres syphilides cutanées.
Tout au plus, sous l'influence des conditions favorables
d'humidité de la région, présentent-elles une tendance à
devenir suintantes, croûteuses et à s'hypertrophier.

Bien différentes sont les manifestations de la syphilis
secondaire sur le *revêtement muqueux des fosses nasales.*
Nous les rencontrons ici sous plusieurs aspects.

1° C'est d'abord la *tuméfaction inflammatoire* de la pituitaire. Cette tuméfaction est la manifestation fondamentale. Elle ne manque presque jamais; elle est plus ou moins marquée, générale ou partielle; en ce dernier cas, elle se localise de préférence sur le cornet inférieur, très souvent d'un seul côté. Il en résulte une gêne respiratoire à maximum, nocturne, provoquant au réveil une sécheresse et une sensibilité particulières de la gorge. Cette gêne respiratoire peut être bilatérale, mais d'ordinaire, elle est unilatérale ou du moins plus marquée d'un côté; elle n'est jamais « à bascule », comme dans la rhinite hypertrophique banale.

Un *écoulement* séro-muqueux, plus rarement purulent, accompagne la rhinite spécifique secondaire. Il n'est pas exceptionnel pourtant de noter une sécheresse anormale des fosses nasales.

2° La congestion, habituellement, s'accompagne d'une rougeur anormale de la muqueuse (*érythème vermillon*). L'érythème peut être diffus, la règle est qu'il soit circonscrit. C'est la partie antéro-inférieure de la cloison qui en est le siège d'élection. La tête du cornet inférieur est souvent atteinte également, soit isolément, soit plutôt concurremment avec la cloison.

3° Des *érosions* sont fréquentes, superposées à la congestion et à l'érythème. Elles siègent presque toujours à la partie antéro-inférieure de la cloison, plus rarement sur la tête du cornet inférieur. Elles sont minimes, du diamètre d'une lentille, sur le même plan que le reste de la muqueuse, entourées d'un halo rouge vif. Une pellicule opaline continue ou ajourée, très adhérente, les recouvre;

son ablation, provoque l'apparition d'un piqueté hémorra
gique, l'écoulement de quelques gouttes de sang.

4° Des *épistaxis* spontanées peuvent aussi se montrer;
elles sont peu abondantes, durent à peine quelques mi-
nutes.

5° Il existe enfin de véritables *papules hypertrophiques*
ou *condylomes* de la pituitaire. Le fait est rare, il s'agit
d'ordinaire de sujets malpropres, vivant dans de mauvaises
conditions hygiéniques, de priseurs. Ces papules arrivent
à obstruer complètement la cavité nasale.

6° Les *syphilides ulcéreuses* décrites par certains auteurs
à la période secondaire, nous semblent relever du tertiarisme. Il s'agit là de cas de syphilis dite maligne précoce,
de syphilis qui brûle les étapes.

La syphilis secondaire des fosses nasales évolue spontanément vers la guérison, mais il est certain qu'elle peut
laisser à sa suite une hypertrophie définitive des cornets.
Quant aux adhérences des cornets à la cloison, elles ne
peuvent guère être le fait du secondarisme. Les érosions
sont trop peu marquées, et leur siège est à la partie antérieure de la cloison.

Le traitement mercuriel a sur la syphilis secondaire des
fosses nasales, l'heureux effet qu'à priori on pouvait en
attendre.

BIBLIOGRAPHIE

BASSEREAU. — *Affections de la peau symptomatiques de la syphilis.* Paris, 1852.

BOSWORTH. — Treatise on diseases of nose and throat. Vol. I.

CASTEX. — Quelques cas de syphilis du nez. *Bull. de Laryng.* 31 août 1905.

DAVASSE et DEVILLE. — *Des plaques muqueuses. Arch. gén. de méd.,* oct. 1845.

DUPOND (G.). — *Étude sur la syphilis du nez et des fosses nasales Thèse de Bordeaux,* 1887.

FOURNIER. — *Leçons sur la syphilis.*

FOURNIER. — *Traité de la syphilis.*

FRAENKEL (B.). — Ziemmsen's Handbuch. *Krankheiten der Nase,* 1879.

FRAENKEL (B). — *Virchow's Archiv.,* 1879.

JULLIEN (L.). — *Traité des maladies vénériennes,* 1886.

LACOARET. — Condylomes syphilitiques des fosses nasales. *Revue de Laryngologie,* 1892.

LANCEREAUX. — *Traité historique et pratique de la syphilis.*

MAURIAC (Ch.). — *Gazette médicale des Hôpitaux,* 1882.

MAURIAC (Ch.). — *Leçons sur les maladies vénériennes, syphilis primaire et syphilis secondaire,* 1890.

MICHELSON. — Ueber Nasensyphilis. *Volkmann's Sammlung klin-Vortr.,* n° 326.

MORELL-MACKENSIE. — *Traité des maladies du nez.* Trad. Moure, 1887.

MOLDENHAUER. — *Maladie des fosses nasales.* Trad. Potiquet. 1887.

RIPAULT (H.), — Syphilides nasales végétantes à la période secondaire de la syphilis. *Annales des maladies des oreilles, du larynx, du nez, du pharynx,* 1895, p. 244.

RIPAULT (H.). — Un cas de syphilis secondaire du nez. *Ann. des mal. des oreilles, du larynx, du nez,* 1897, p. 24.

ROUSSEAU et LASÈGUE. — *Archives génér. de méd.,* 4e série, tome XV, p. 156.

Traités et manuels spéciaux de rhinologie et de syphiligraphie.

TABLE DES MATIÈRES

Introduction... 7

Chapitre premier. — *Historique*......................... 11

Chapitre II. — *Syphilis secondaire acquise des fosses nasales.* 15

Observations.. 33

Conclusions... 95

Bibliographie... 98

Le Mans. — Imprimerie Monnoyer